子どもの視力低下は「脳」で回復する！

近視・乱視・弱視・遠視に速効！「1分間ビジョン・トレーニング」

ビジョン・フィットネスセンター
集中力塾所長
中川和宏

青春出版社

子どもの視力低下は「脳」で回復する！　目次

第1章　現代の視力低下は「脳」で回復できた！

第2章

脳を活性化して視力アップ

親子でできる「1分間ビジョン・トレーニング」

目次

第3章 集中力・記憶力を鍛えて、さらに目がよくなる

第5章

カバーイラスト 市原淳
本文イラスト 河野やし
本文図版・デザイン センターメディア

第1章

ゲーム・パソコン世代の新常識

現代の視力低下は「脳」で回復できた！

強度近視化・低年齢化…子どもの視力低下に異変！

私が主宰する視力回復センター「ビジョン・フィットネスセンター」には、毎日、日本全国から大勢の人が、目をよくするための相談やトレーニングに来られます。

開設して約三〇年、これまでに約二万人の目のカウンセリングを行い、日本人の視力の現状と変化を目の当《ま》たりにしてきました。

そんな私が最近危惧しているのが、「子どもの急速な視力低下」です。

直近一〇〇人の子ども（一八歳未満）の検査データで明らかになった、子どもの視力低下の現状をご紹介しましょう。

視力〇・五～〇・一（屈折度数〔三八頁参照〕マイナス一D～マイナス三Dの軽度近視）が三七人。

○・一～○・○二（マイナス三D～マイナス六Dの中程度の近視）が四四人。
○・○二以下（マイナス六D以上の強度近視）が一一人。
残り八人は、遠視です。

つまり、**視力○・一以下の子どもが五五人、すなわち全体の五五％にも上る**という恐るべき結果になったのです。驚いたことに、八歳と九歳で強度近視の合併症で緑内障《りょくないしょう》になっていた子どものケースまでありました。


さらに、親の視力を調べてみると、はっきりした相関関係がありました。

両親ともに視力が悪い親を持つ子は六六％、母親の視力が悪い子は二二％、父親の視力が悪い子は一二％、両親ともに目がよい子は○％です。両親ともに目が悪い子どもが近視になるケースが三分の二を占めているのです。

先日も、関西から親子三人で来所され相談を受けました。小学生のお子さんの視力は○・○五の中程度の近視、お母さんの視力は○・○二の強度近視ですが、合併症で網膜裂孔《れっこう》を起こし、レーザーで光凝固法を受けていました。お父さんの視力は右目が弱視で視力が出ず、左目は〇・一でした。家族全員が視力低下で悩んでいたのです。

このような「家族全員視力低下」家庭が、いまや珍しくないのです。

昨今、「子どもの近視が急速に強度化している」ということは実感していましたが、まさか、これほど危機的な状況とは……。

文部科学省の「学校保健統計調査」では、視力が〇・三に満たない小学生が過去最多の七・三％（二〇〇九年度）となり、子どもの視力低下が止まらない現状が公表されました。

しかし、実態はその一〇倍は悪いのではないでしょうか。

「学校の検査では〇・六だったけれど、正しく測定したら〇・一だった」というケースがごまんとあるのですから。

目のダメージより深刻な脳のダメージとは

現代の子どもたちの視力は、なぜここまで急速に低下してしまったのでしょうか。

背景には、幼児期からのゲーム、パソコン、ネットといったＩＴ機器の影響があるとみられています。

たしかに、私の実感でも、家庭にパソコンが本格的に普及しはじめた一九九〇年代から、視力低下は加速化しています。以前は、視力〇・九〜〇・五の仮性近視か軽度近視の子どもの相談がほとんどでした。メガネをかけるかかけないか、というレベルだったのが、しだいにメガネをかけている子どもが増えていったのです。

ただ、よくいわれるように、目が悪くなったのは、パソコンやゲームなどで「目を酷使する機会が増えたから」でしょうか。

いいえ、それだけではないのです。

目以上に深刻な「脳の酷使」が問題だったのです。

現代の子どもたちの視力低下の原因は、実は「脳」にあった——これはどういうことでしょうか。

私たちがものを「見る」とき、**目そのものの性能さえよければ見えるわけではありません。**

視力というと、眼球や眼筋（眼球を動かす筋肉）といった目の問題としてとらえられがちですが、そこには脳の働きが関与しています。

ものを見るとは、どういうことでしょう。

目に入った光は、レンズの役割をする眼球の水晶体を通して、目の奥にある網膜に像を結びます。その光の像が網膜に走っている視神経を刺激して脳に伝わり、初めて「見える」わけです。

二つの眼球のレンズのピントを合わせるとともに、目から入ってきた映像を脳（の視覚野）が認識して情報を処理しなければ、見ることができないのです。

つまり、見ることは目と脳の連携作業であり、**脳の情報処理能力が低下すれば、視力が低下する**といえます。

現代の視力低下は、まさにこれです。

パソコンやゲーム、ネットを通して目に飛び込んでくる情報は、従来の読書や勉強による情報量の比ではありません。

一説によると、一秒間に目に入れられる情報量は、読書なら二〇文字程度ですが、ゲー

ゲーム・パソコン世代の原因は「脳」にあった

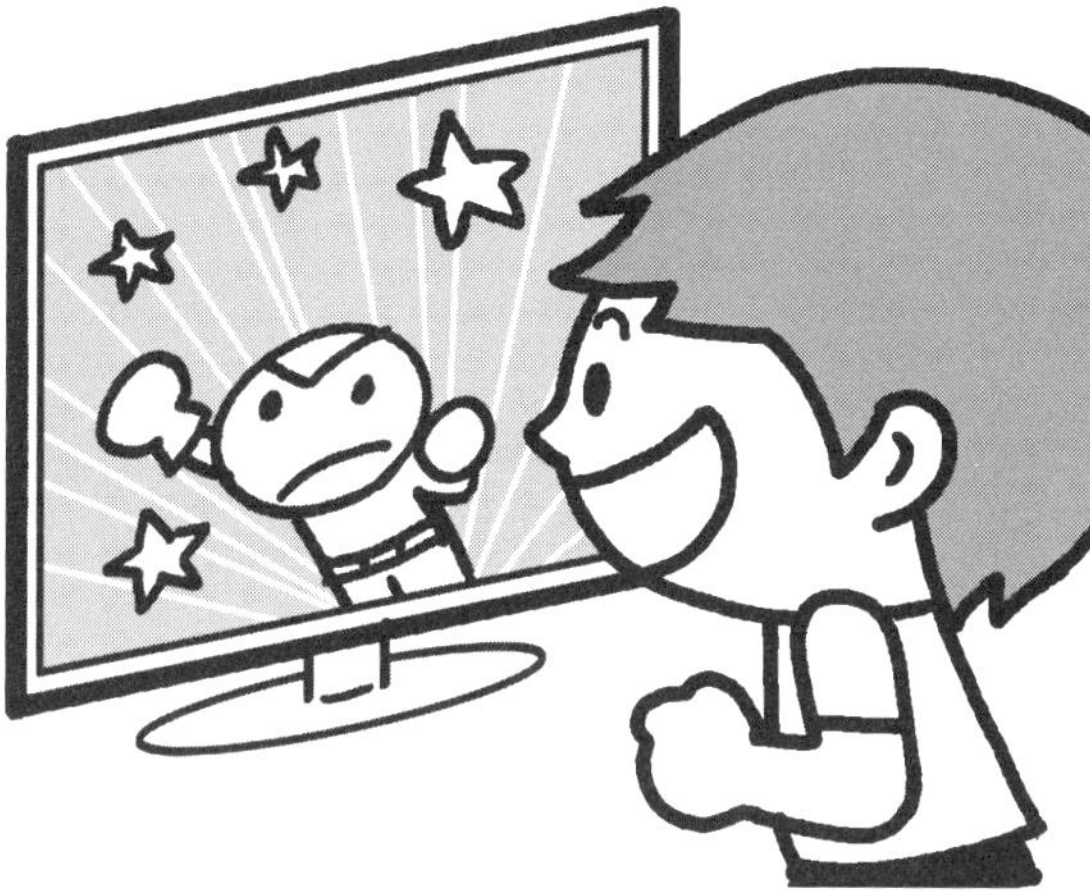

ムやインターネット等の場合、意識して読んでいなくても、流れるように画像や文字が目に飛び込んできます。その情報量は膨大で、通常の読書の場合の二～三倍あるといわれています。

それが毎日、テレビを見て、ゲーム機器で遊び、パソコンを使う……という生活を続けていると、脳のほうはたまったものではありません。

はじめのうちは脳も情報を処理しようとがんばりますが、そのうち追いつかなくなって情報処理機能は麻痺《まひ》してしまうでしょう。

過剰な情報が脳に雨あられのごとく降り注ぐのですから、脳は自然に機能停止してしま

うのです。

皆さんは食べすぎたときに下痢《げり》を起こした経験はありませんか。体がこれ以上は栄養をとるなということで消化不良を起こしたものです。

これと同じことが、脳にも起こるわけです。**脳の消化不良です。**

視力が低下することは、もうこれ以上、目に情報を入れないでくれ、というサインだったのです。脳が情報処理を行えないために、拒絶反応をしているというとわかりやすいかもしれません。

視力が低下すると、はっきり見える範囲が少なくなりますから、それに応じて情報の入る量が少なくなります。体は防御反応として、自然に視力を低下させているのかもしれません。

脳の酷使は、視力の問題だけにとどまりません。

視神経・脳神経・自律神経などの神経にまで影響が及びます。視神経がまいってしまうと、子どもでも緑内障の症状が出てきます。

ゲームなどで過剰な刺激が脳に伝われば、脳神経は疲労します。最近の子どもたちのサーモグラフィーを見ると、夜でも脳が興奮し、血液が集まっているといいます。これでは近い将来、子どもの不眠症も増加してくるのではないでしょうか。

また、自律神経のバランスが崩れると、食欲・体温調節・睡眠等の生きる基本が崩れる恐れまであるのです。

記憶力を上げると、その場で視力がグンとアップする実験

「脳の力で、本当に視力は上がるの？」と疑問をお持ちの方のために、ちょっとカンタンな実験をしてみましょう。

まず、付録の視力アップ表で、どれくらい見えるかを測っておきます。次に、カレンダーや広告など、文字や数字がある印刷物がはっきり見えるところに立ってください。

しばらく見て、目を閉じます。そして三秒数えて、パッと瞬間的に見てください。

これを二〜三回繰り返したあと、もう一度視力アップ表を見てください。

いかがでしょうか。五分もたたないうちに、二、三段階ぐらい視力が上がっていることに気づくはずです。

これはいったい、どういうことでしょうか。

これは一度目から入った情報を脳が記憶して、今度は脳から目に情報を伝達していく記憶力のトレーニングです。

「覚える」（記憶）とは、目から入った情報を脳に入れることですが、「思い出す」（再生）というのは、脳に入った情報を目に伝えることなのです。この記憶の出し入れを繰り返すことによって、脳の情報処理能力を上げると、視力は上がるということです。

一見、視力とは関係ない**「記憶力」を上げることで、視力を上げることができるのです。**

もうひとつ、カンタンな実験をご紹介します。

本当にカンタンです。**脳に「見える！」という意識を送ってから、視力アップ表を見る**だけです。

もともと目はいいのに、小学校に入ってからだんだん視力が低下したという子どもの場

たった5分で視力は上げられる
――記憶力の効果を実感しよう

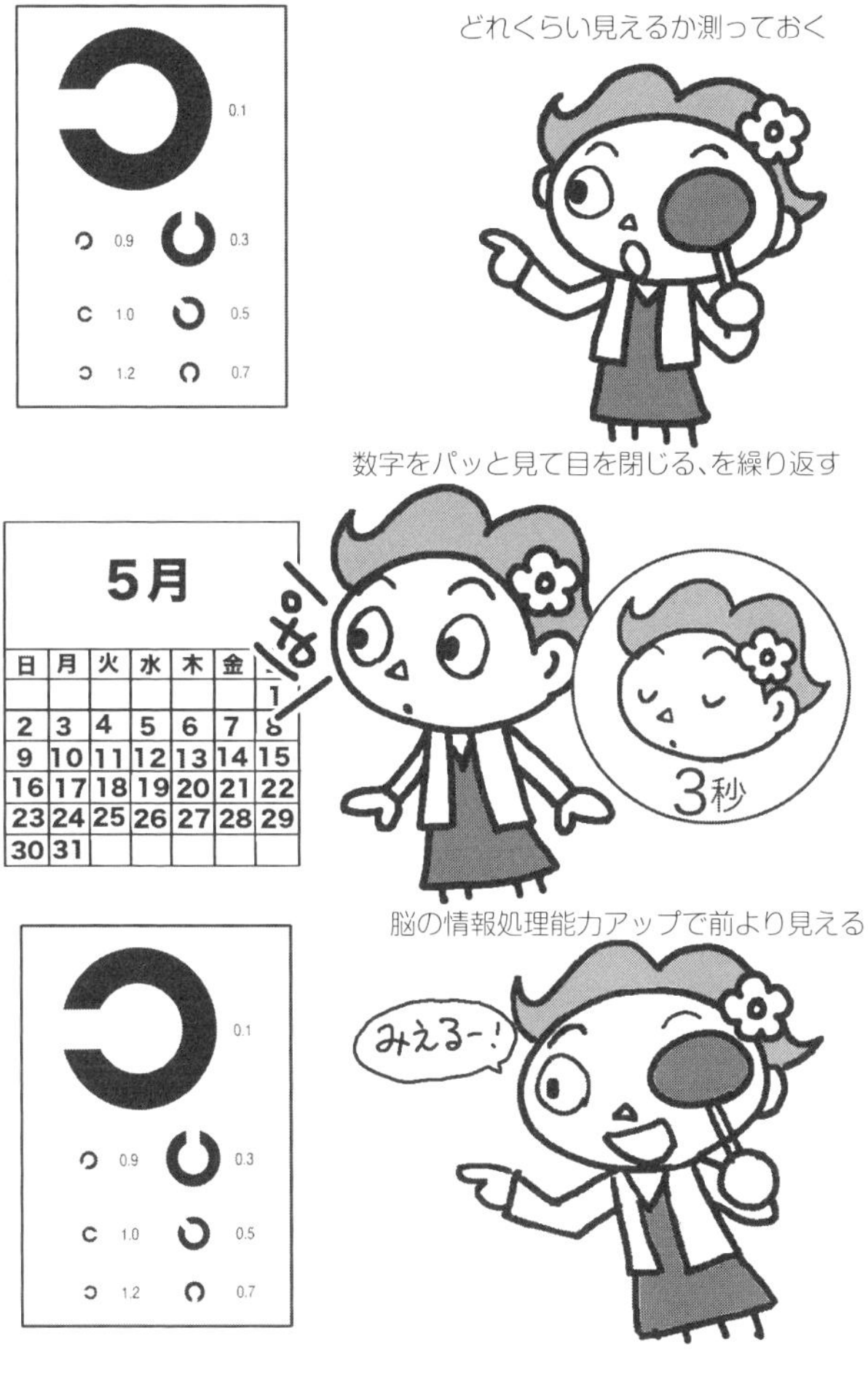
どれくらい見えるか測っておく
数字をパッと見て目を閉じる、を繰り返す
5月
ぱ
3秒
脳の情報処理能力アップで前より見える
みえるー!

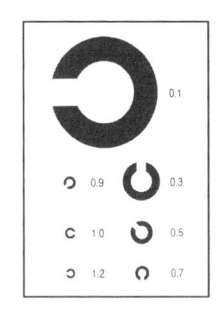

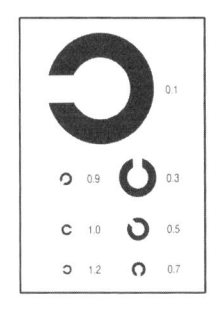

合、脳の潜在意識には「潜在視力」といって、以前ははっきり見えていたという記憶が残っています。それを引き出すことによって、視力が上がるのです。

先天的な疾患で目が悪いという人でなければ、ほとんどの人の潜在意識にははっきり見えたという情報が記憶されています。

「見える！」というプラスイメージを脳に送ると、脳の「見よう！」という意欲が高まり、潜在視力が引き出されることによって、一度落ちた視力を取り戻せるのです。

ただし、その場で視力がアップしても、これは一時的な現象ですから、時間がたつと元に戻ってしまいます。

しかし、毎日続けているうちに、しだいに向上した視力が固定されていき、本当の意味で視力が回復していくでしょう。

近視・乱視・遠視は「脳」からよくなる

ここで、近視や乱視、遠視になるメカニズムを説明しておきましょう。

目に入ってきた光は、レンズの役割をする水晶体によって曲げられ、眼球の内側にある膜（網膜）で像を結びます。

このピント（焦点）をうまく合わせることができず、**網膜より手前で像を結んでしまうのが「近視」、網膜の後ろで像を結んでしまうのが「遠視」、どこにも像を結べないのが「乱視」です。**

つまり、一般的に視力が低いということは、目のピントを合わせたり、それを維持したりする能力が低いということ。

そこで、従来の視力回復法では、目のまわりの筋肉をマッサージしたり、目を鍛えることによってピントを調節する能力を高めるといった、「目からのアプローチ」に限られていました。

ところが、**目だけでなく、脳にもアプローチをすることによって、視力回復の効果が劇的に高まるのです。**

目は脳の出先器官として発達したため、目と脳は密接につながっています。したがって、目のトレーニングが脳を活性化させ、脳のトレーニングが目を活性化させることにもなります。

また、新陳代謝しない脳の神経細胞は、再生されないがゆえに鍛えることができます。体の筋トレ同様、目や脳も、トレーニングすることによって、よくなるのです。

「一度落ちた視力は元に戻らない」と、自分の視力低下をあきらめてしまう人が多いようですが、私の経験上、この視力トレーニングを続けることによって現状を維持するだけでなく、確実に視力を回復することができるのです。

メガネをかけると、さらに視力が下がる理由

一般的には視力が低下すると、視力を改善するのではなく、メガネやコンタクトをして

メガネ・コンタクトに頼ると、脳の「見る気」が低下

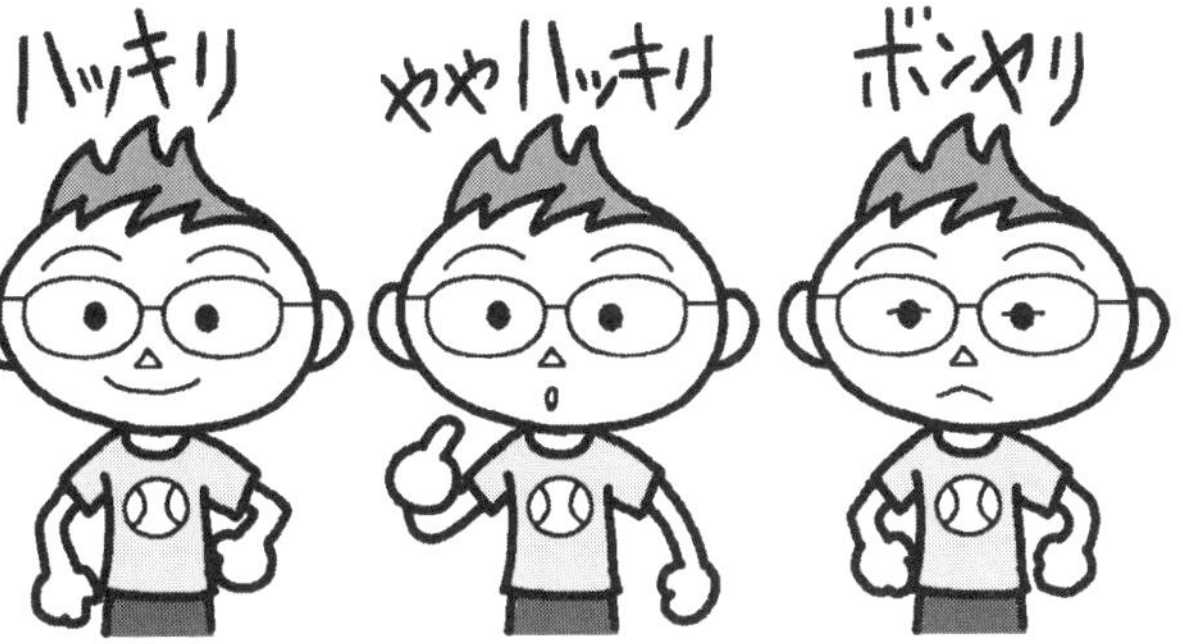

見えるように「矯正」することが当たり前になっています。

これは、日本では眼科が行う社会保険診療の中に視力回復が点数化されていないことや、メガネ・コンタクト処方が点数化されているという現実があるからです。

しかし、「目によく写らないから、メガネやコンタクトレンズをしなさい」というのは、**日本の医療では、視力のハードの部分、すなわち目の器質しか見ていないからです。**

先ほど述べたような視力のソフトの部分、すなわち脳からのアプローチを見落としているからなのです。

また、「メガネをかけると視力が落ちる」

とよくいわれます。

左右の見え方に差があるメガネなど、自分に合っていないメガネをかけ続けていれば、視力が落ちていくのは当然です。

ところが、意外に思われるかもしれませんが、見えすぎるメガネをかけ続けても、視力低下は進んでしまうのです。

それはなぜでしょう。

すでに述べたように、私たちは目ではなく、脳で見ています。

脳は、たとえ網膜に映った像がボンヤリしたものであっても、解釈・判断することでハッキリ見ることは可能です。

ところが、よく見えすぎるメガネをかけていると、脳が見ようとがんばらなくても見えてしまいます。

脳が「見よう！」とする気をなくしてしまうのです。脳が怠けて見ようとしなければ、視力もどんどん落ちてしまいます。

反対に、見えなさすぎるメガネの場合、ボンヤリとした見え方を脳が覚えてしまいますから、メガネの度は強すぎても弱すぎても、視力を低下させる結果になります（そこで、通常より少し度を下げた、その人にベストなメガネを私は「視力回復メガネ」と呼び、視力向上に役立てています）。

誤解していただきたくないのは、メガネやコンタクトレンズを禁止しているわけではない、ということです。

要は、**メガネやコンタクトレンズに頼ってしまうことが問題なのです。**器具の力で「よく見える」状態になると、脳が依存してしまい、自分の力で見ようとする能力が低下してしまいます。

子どもの目は八歳～一八歳にかけて、どんどん近視が進みます。とくに、一〇歳から一四歳にかけてはフルスピードで近視が進みます（遠視に関しては七歳までが勝負です）。

「今のメガネで見えにくくなったら、レンズの度数を上げればいい」を繰り返していては、お子さんの視力低下は進行し、視力の低下を防いだり回復する力が失われていく一方なの

です。

大丈夫、お子さんの**脳には「見る力」がちゃんと備わっています。**その力をトレーニングによって引き出していけば、着実によくなります。

ふだんの視力がメガネやコンタクトレンズが不要になるまで回復した子どももたくさんいます。

この方法なら成績や運動能力までアップする

現代の子どもの学力低下問題、やる気の低下、運動能力の低下は、視力低下と密接な関係があると私は考えています。

あなたのお子さんは、本を読むとき、読んでいる場所を忘れたり、隣の行を読んでいたり、あるいは、同じところを二度読んでしまったり……ということはありませんか。

これは本人の性格ではなく、視力の問題です。

学力低下は視力低下と関係があった

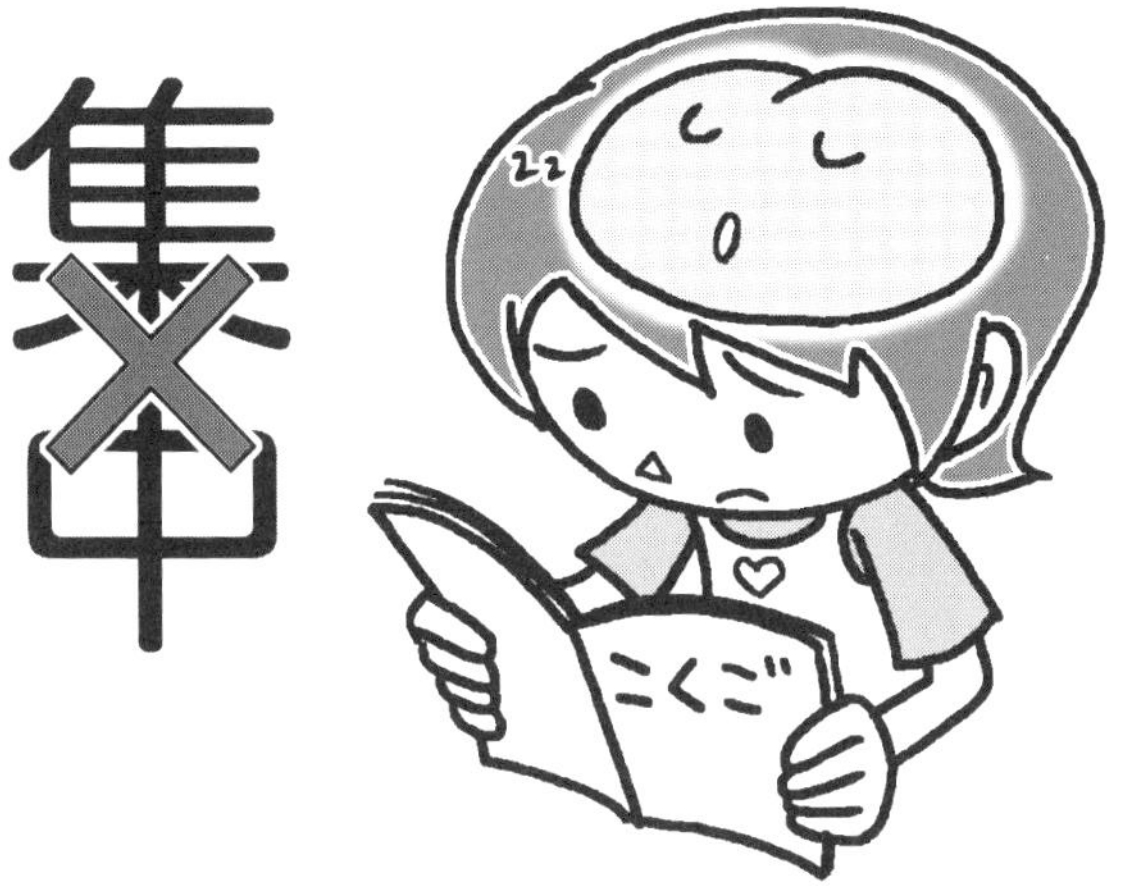

第2章で紹介する視力の「周辺視野」や「両眼視機能」（脳のバランス力）を鍛えれば、改善するのです。

また、**脳の働きが落ちると**（脳の機能低下）**視力も落ちる**（視力の機能低下）というお話をしましたが、そうすると本を何度読んでも内容が頭に入りにくいという読解力・理解力の低下につながります。このような状態では、本を読むのがほかの子どもに比べて遅くなったり、あるいは、途中で読むのがイヤになったりしかねません。

無気力になった（脳の意欲）、もの覚えが悪くなった（記憶力）、落ち着きがなくなった・根気がなくなった（集中力）、考えるのが面倒になった（想像力）……すべて、視力が低下し、脳の働きが落ちることによって起こる症状です。

運動面では、「動体視力」（脳のスピード力）が低いために、ボールなどをうまくキャッチすることができず、球技は苦手になります。距離感の把握も弱いですから、よく転んだり、ものにぶつかったりしがちになります。「周辺視野力」（まわりから情報を受け取る力）が弱いと動きが鈍くなりがちで、「反射力」が弱いと相手についていくことができません。スポーツ全般が苦手になりがちです。

したがって、本書の視力回復トレーニングの効果は、単に視力をアップするだけにとどまりません。

脳の活性化につながりますから、お子さんのやる気・集中力・記憶力が高まり、成績はグンとアップするでしょう。

脳と目はつながっていますから、**視力が上がると学力や運動能力まで上がった**という報告は、枚挙にいとまがありません。

「勉強・スポーツでいい成績を残すために、視力をよくする！」という目標意識を脳に送ることによって、視力回復トレーニングの効果がより高くなります。

また、**若ければ若いほど、目と脳には適応力がありますので、視力の回復に拍車がかかるのです。**

体験者が実証！ 子どもの視力は家庭で回復した

冒頭でもご紹介したように、「家族全員視力低下」という家庭のケースは、ここ数年急増しています。

その場合、親は、

「自分は年だからしょうがないが、子どもだけはなんとか目を治してあげたいのです」

と言って来られますが、お子さんの視力回復成功のコツは、

「親子で取り組み、親子一緒に目がよくなる」

ことです。

親が、子どもだけ視力トレーニングをさせようとしても、なかなかうまくいきません。

たとえば、こんな例がありました。お父さんは目が悪く、メガネをかけて寝転がって野球のテレビ観戦をしています。お母さんも目が悪く、パソコンに向かってブログに熱中しています。そのそばで子どもが視力トレーニング……。はたして、この子どもはトレーニングを続ける気になるでしょうか。

なぜ、自分だけ視力を回復させる努力をしなければいけないのかと考えてしまいます。

親が目をよくすると、子どもの目もよくなるのです。

カルテ1 ［幼児の近視］　T･Yさん（4歳）

	始める前 左	始める前 右	訓練後 左	訓練後 右
裸眼視力	**0.4**	**0.3**	**1.0**	**0.7**
屈折度数	−2.00D	−1.75D	−1.00D	−1.00D

☆お母さんの声

娘の視力が悪いことに気づき、すぐ眼科と数件の視力回復センターに行きました。しかし、眼科では、これ以上悪くなったらメガネをかけなさいと言われ、他の視力回復センターでは、6歳までは1秒単位で悪くなる。訓練しても現状維持が精いっぱいです、などと言われてしまいました。ところが、ここでは「治る」と言われたので入会しました。私自身、6歳ぐらいから、視力が悪く昔、視力回復センターにも行ったのですが、少しもよくならず、今は0.01です。娘にはよくなってもらいたいです。

ワンポイント・チェック

眼科では視力回復をあきらめている傾向がありますし、巷《ちまた》にある視力回復センターでは屈折度数まで改善しません。その結果、全国から当センターに視力低下相談が集中することになるのです。視力を回復することはそれほど難しいことではないのですが、屈折度数を改善することはどうしても時間が必要となります。視力回復させるためのメガネをかけながら、日々のトレーニングをしていただくのです。たしかに、子どもの近視は6〜7歳から18歳くらいにかけて急速に悪化するのが一般的です。だからあきらめるのではなく、一刻も早く対処をしなければいけないのです。当センターでは治る・回復すると言ったので入会されたということです。Tさんの場合には、まだ屈折度数が軽度ですから、こちらも自信を持って回復すると断言したのです。子どもの近視は早期発見・早期対処が大原則です。すぐ見つけて、すぐ対策すれば、一生メガネなしで、裸眼で暮らすことも可能になります。これは親御さんにぜひ知っていただきたいことです。

カルテ２ ［幼児の遠視・斜視・弱視］

M・Eさん（6歳）

裸眼視力	始める前 左	始める前 右	訓練後 左	訓練後 右
	0.02	0.03	0.5	1.2

☆お母さんの声

現在、娘は6歳。初めて子ども専門の眼科へ行ったのが4歳のときでした。子どもの目は、斜視、遠視、弱視で、見えるほうの目でも0.03ぐらいだったと思います。子ども専門の眼科では半年、1年とアイパッチによる治療が始まりましたが、視力はまったくよくなりませんでした。中川先生のトレーニングのおかげで、右0.8、左0.3までよくなったのですが、そこから伸び悩んでしまいました。そのとき、目の外眼筋を鍛える体操を重点的に行いました。その結果、伸び悩んでいた視力が右1.2、左0.5までよくなっていたのでした。そのうえ、眼筋の体操をしていたために、なかなか正常な位置にならなかった眼球の位置が、正常に戻ったのです。今は、ここまでよくなった視力がさらによくなるためにトレーニングを続けています。

ワンポイント・チェック

小さなお子さんの遠視・斜視・弱視の相談は結構あります。眼科では、アイパッチをしたり、メガネにプリズム処方をしますが、なかなかうまくいかないのが現実です。対症療法だからです。ビジョン・セラピー（視力回復法）はこのような人にもかなり役に立ちます。アメリカでは視力眼科の制度が確立されており、ビジョン・セラピーで斜視も手術しないで約70％の確率でよくなっています。アメリカでビジョン・セラピーに保険が適用されるのは、斜視等でもこのように高い成功率が残せるからです。少々難しい視力のトラブルも、あきらめないでご相談ください。

カルテ 3 ［小学生の近視・不同視］

U・Sくん（9歳）

	始める前 左	始める前 右	訓練後 左	訓練後 右
裸眼視力	2.0	0.4	2.0	1.2

☆お母さんの声

「右目が見えづらい」と本人が言ったため、すぐさま、お姉ちゃんが通っている当センターに入会しました。お気楽な性格なのか、毎日、一応訓練をやってはいたのですが、気力が入ってないというか、親からすれば不真面目に見えたのですが、少しずつよくなってきました。ふだんの生活態度では、まっすぐな姿勢や、とにかく外遊びと楽しい外出を最優先にしています。

ワンポイント・チェック

Uくんは楽観的な性格であったのと、本人がどうしても目を治したいという意欲がありましたので、1か月足らずで正常視力の1.2まで上がりました。いとも簡単に回復しました。もともとお母さんが視力回復に関心があり、お姉ちゃんも視力が回復したという安心感で視力回復に取り組むことができたのだと思います。視力は必ず回復するのですが、疑いながらトレーニングをするより、信じてトレーニングをしたほうが効果が上がる典型的な例だと思います。

カルテ4 [小学生の弱視]

K・Sくん(6歳)

	始める前		訓練後	
	左	右	左	右
裸眼視力	0.2	0.1	1.5	0.7

☆**お母さんの声**

小学校の入学前検診で子どもの視力が悪いと初めて知り、今まで気づいてやれなかったという申し訳なさでいっぱいになり、同時に将来は視力がなくなってしまったらどうしようかと不安でいっぱいでした。とにかく、病院で話を聞くと弱視でメガネとアイパッチをするように言われ、あげくのはてには、今からやってももう遅いだろうから回復するかわからない、と言われてしまいました。お先真っ暗というのはこういうことなんだというくらい、家族みんなで落ち込んだものです。ビジョン・フィットネスセンターでのトレーニングは、正直いって子どもに続けさせるのは大変でした。どれくらいきちんとできているかわからず、そういう意味での不安はありました。しかし、検査のたびに少しずつ視力が上がり、レンズ替えのときにはうれしくて天にも昇る気持ちでした。トレーニングを毎日何回も行ったかいがありました。

ワンポイント・チェック

眼科で弱視といわれた人の約80～90%は本当の弱視ではありません。きちんと対策をすれば視力も視機能も回復します。遠視性弱視の場合、一刻も早く視力を回復させることが必要です。7歳ごろまでに治さなければいけません。そうしないと、学習能力や運動能力にかなり不自由が生じ、学校では落ち着きがないなどと言われ、いわゆる問題児になる可能性が高まります。視力と視機能を回復し、問題児どころか、普通よりはるかに“できる脳”を育ててあげましょう。

カルテ５ ［中学生の近視］

N・Rさん（14歳）

	始める前			訓練後	
	左	右		左	右
裸眼視力	0.05	0.05	≫	1.5	1.5

☆お母さんの声

初回カウンセリングを受けてみて、0.05だと言われ、がんばることを決意しました。練習は一応のことはやりました。４か月目に視力測定してビックリ！　なんと、1.5になっていました。これは目が悪いことを忘れていたからだと思います。だから、目が悪い人は目が悪いことを忘れ、昔の潜在視力を取り戻せばいいことがわかりました。

ワンポイント・チェック

Nさんの場合は、ストレス性近視の典型的なパターンでした。中学校に入っていじめにあい、転校を繰り返していました。その結果、視力が低下したのです。現代社会はストレス社会です。ストレスが自分の一番弱いところを直撃し、Nさんの視力低下につながったのです。したがって、目の体操と同時に脳の体操を指導しました。幸いにも集中力塾にも入塾されましたので、忘れるトレーニング（忘却法）を学んでいただきました。イヤなことを脳の中から消していくことをトレーニングします。結果として視力測定することも４か月間忘れていたほどです。当日、0.05の視力がいったん0.5に上がりました。ひと休みしたあと、「もっと見えそう」と言われるので、もう一度測りますと、なんと1.5になっていたのです。これは私も初めての経験です。その結果、4か月で0.05の視力が1.5まで視力回復したのです。いかに目と脳が一心同体であるかの典型的な例ではないでしょうか？
最近の子どもたちは、朝から晩まで勉強や習いごとで脳がストレスにさらされています。ストレスによって、近視や乱視が強度化する傾向がはっきり表れています。親御さんはこのへんのところを注意され、お子さんにプレッシャーをかけないで、のびのびと生活できるよう工夫される必要があるのでないでしょうか？

正しい視力を測定しよう

最近の学校の視力検査では、子どもの視力はA（一・〇以上）、B（〇・七〜〇・九）、C（〇・三〜〇・六）、D（〇・三未満）の四段階に分けられています。

ところが、正しく測定しないと、本当の視力はわかりません。視力測定の基準（ランドルト基準）は、普通の目ではっきり三秒以内に見えるところを視力とするものです。目を細めると一〜五ランク上まで見えてしまいますし、カンやぼんやりと見えた答えまでカウントすると、本当の視力よりもかなりよい結果が出てしまいます。

視力表（アルファベットのCに似たランドルト環が横に五つ並んだもの）を、

①普通の目で（目を細めてはいけない）

②はっきり（ぼんやりではダメ）

③三秒以内（四秒以上経過するものは視力としない）

④横一列全部測定して四つ以上合うこと（二つ間違えると視力に入らない）が条件です。

そこで、視力回復で大切なのは、「屈折度数」を測ることです。

屈折度数を眼科やメガネ・コンタクトレンズ店で測定したことがあるかもしれません。オートレフラクトメーターという機器を使って目（眼球のレンズ）の屈折状態を数値化するもので、近視、乱視、遠視度がわかります。

プラスの数字が遠視の度数を示し、マイナスの度数D（ディオプター）は近視を示します。だいたい屈折度数マイナス一Dが視力〇・五、マイナス二Dで〇・二、マイナス三Dで〇・一、マイナス三D以上で〇・一以下になります。

私が視力データにこの「屈折度数」を表記しているのも、視力が回復した一番の目安になるからです。屈折度数を改善すれば、目の変形そのものが治っていくのですから、回復した視力は二度と低下しないわけです。

なお、子どもの視力低下は、放っておくと一年に約一Dずつ進みます。

一・五の視力（〇D）が一年目で〇・五（マイナス一D）に、二年目で〇・二（マイナス二D）に、三年目で〇・一（マイナス三D）に相当します。それ以上の年数が経過しますと、〇・一以下になります。とくに、一〇歳から一四歳にかけては、その低下スピードが加速化されるので、気をつけてください。

第2章

脳を活性化して視力アップ

親子でできる「1分間ビジョン・トレーニング」

まず、「視力低下タイプ」をチェックしてみよう

視力というと、私たちは静止した目標物をどれだけ離れたところから見えるか、だと思っています。

しかし、視力はそれだけではありません。この「焦点調節力」だけでなく、視力はさまざまな要素（視機能）から成り立っており、それぞれ脳の働きにも関わっています。

本書では、とくに子どもの視力回復と関わりのある視機能を七つ紹介します。

A　**目を動かす力**……眼筋を動かして眼球を動かす能力です。これが低下すると、目が疲れるだけでなく、脳が疲れて脳の「見る気」が失われます。

B　**両眼視力**……両目でバランスよくものを見る能力です。これが低下すると、左右の視力が違ってきたり、距離感が把握しづらくなります。

C　**焦点調節力**……遠くのもの、近くのものにピントを調節して見る力です。これが低下すると、目を通してぼんやりした情報が入ってくるために、脳の焦点も合わなくなり、落ち着きがなくなります。

D　**周辺視野**……周辺の状況を把握する能力です。これが低下すると、周辺からの情報が少ないために、考えの視野まで狭くなります。まわりの空気が読めなくもなります。

E　**瞬間視力**……瞬間的に目で見たものを脳に焼きつける能力です。これが低下すると、脳の記憶力も低下します。

F　**動体視力**……動いているものを見る能力です。これが低下すると、脳の働きもスピードについていけなくなり、情報処理が遅くなります。

G　**目と手の共同作業**……目から入ってきた情報を脳が正確に処理し、行動に移す能力です。これが低下すると、脳の反射神経も鈍くなります。

では、実際にお子さんの低下した視機能を把握することから始めましょう。

一見、どれも視力と関係ないことのように思われるかもしれませんが、実は「目と脳」

の働きに深い関係があるのです。
子どものふだんの態度をチェックしてみてください。

□1　本を読むとき、どこを見ているのかわからなくなったり、隣の行を読むことがある
□2　頭痛や肩こりがある
□3　よく転んだり、ものにぶつかる
□4　車酔いしやすい
□5　飽きっぽい
□6　黒板の文字をノートに写すのに時間がかかるうえ、書き間違いが多い。
□7　落ち着きがない
□8　片づけ、探しものがヘタ
□9　もの覚えが悪い
□10　見間違いによるミスが多い

□11 キャッチボールが苦手で、投げられるが受け取れない。野球ではバットにボールが当たらない
□12 すぐ人と反対の動きをする
□13 動作が鈍い。言われて行動に移すのが遅い
□14 手先が不器用だ

診断結果

1と2が当てはまる子→主に、A **目を動かす力（脳の筋力）**が低下しています
3と4が当てはまる子→主に、B **両眼視力（脳のバランス力）**が低下しています
5と6が当てはまる子→主に、C **焦点調節力（脳のピント力）**が低下しています
7と8が当てはまる子→主に、D **周辺視野（脳の情報収集力）**が低下しています
9と10が当てはまる子→主に、E **瞬間視力（脳の記憶力）**が低下しています
11と12が当てはまる子→主に、F **動体視力（脳のスピード力）**が低下しています
13と14が当てはまる子→主に、G **目と手の共同作業（脳の反射力）**が低下しています

さて、お子さんの低下している視機能はどれでしたか？

ひとつでも当てはまれば、その視機能が低下しているといえます。

それぞれの視機能をアップさせるためのトレーニングをこれから紹介しましょう。

よく「近視と乱視と弱視や遠視では、トレーニングのやり方が違うのではないですか」という質問を受けます。

たしかに、目の症状は違うのですが、皆さん同じトレーニングで回復していきます。

なぜなら、正しい目や脳の使い方というのは、近視であれ、乱視や弱視、遠視であれ、同じだからです。

入り口は違っても、たどり着くところは同じというわけです。


〈ビジョン・トレーニングを行う前に注意したいこと〉
・メガネやコンタクトがなければトレーニングできない人は、したまま行ってください。メガネなくてもトレーニングできるようになったら、はずして行うようにしましょう。

やコンタクトに頼りっぱなしを避けるためです。

・痛みを感じたり、気分が悪くなったら、中止してください。

・ワンセット1分前後でできるトレーニングを複数用意しましたが、全部行う必要はありません。お子さんに応じたものをピックアップして、朝晩二回行うなど、少しずつ行ってください。

慣れてきたら、トレーニングの数を増やすといいでしょう。年齢にもよりますが、一日一〇分～一五分程度「ビジョン・トレーニングの時間」にあて、親子一緒に行うようにすると続けやすいでしょう。

・成功するコツは、ゲームのように楽しみながら続けることです。

毎日行えば、必ず成果が出ます。一週間に一度くらい視力を測定して、視力アップを実感してみてください。

A　目を動かすトレーニング――目の筋トレが「脳の見る気」を高める

目の内眼筋である毛様体筋と、外眼筋である直筋・斜筋を強化していきます。簡単にいえば、ピントを素早く合わせ、目をキョロキョロできるようにトレーニングしていきます。筋肉をほぐし、目の血流をよくしていきます。神経をも強化します。目の運動不足解消です。

第1章で述べたように、目は脳の出先器官であり、目と脳はつながっていますから、この**目の運動が脳を刺激します。**

どんなに目が疲れていようとも、このトレーニングをしていただければその目の疲れがなくなり、次の日に持ち越すことがなくなります。そして、朝、昼、晩、いつやってもかまいません。一日を通じてそれぞれ一、二分ずつ行ってください。

繰り返しますが、大切なことは、いっぺんにまとめてやることではなく、少しずつ積み重ね、しかも毎日やることです。

こんな子どもに効果的

・目が疲れやすい⬇眼球のマッサージ効果で血流がよくなり、目の疲れがとれます。
・頭痛や肩こりがある⬇血流の流れをスムーズにして頭痛・肩こりを軽減します。
・本が嫌いである⬇脳の酸素不足が解消され、脳のやる気が高まります。
・本を読むのが遅い⬇眼球を動かす練習で、読むスピードが速くなります。
・本を読むとき、指で字を追ったり、頭を動かして文字を追う⬇視点移動がスムーズになり、文字を追うのがラクになります。
・本を読むとき、どこを見ているのかわからなくなったり、隣の行を読むことがある⬇視点移動がスムーズになれば本を読むのが上手になります。
・黒板の文字をノートに写すのが遅い⬇黒板とノートへの視点移動がなめらかになります。
・勉強をするとすぐ眠くなる⬇脳の酸素不足が解消され、脳のやる気が高まります。

・勉強が嫌いだ⬇脳の意欲が高まるため、やる気になります。
・ボールゲーム（野球・テニス・卓球など）が苦手だ⬇脳のやる気アップで、スポーツが好きになります。
・動きが鈍い⬇目を素早く動かす練習で行動も素早くなります。
・運動神経が鈍い⬇脳の筋力アップで反射神経がよくなり、的確な動きをすることができます。

1　上向きクロージング・オープニング

目が悪くなると姿勢が崩れます。前屈《かが》みになります。前屈みでものを見る目の癖ができます。その修正法です。

まず、姿勢を正します。そして首を天井に向けた状態にします。さらに目を一〇秒絞ります。それが終わると、次に目を開いて、上を見ます。一〇秒です。また絞って一〇秒です。開いて、下を向いて一〇秒です。また絞って一〇秒です。また目を開いて、右を向い

目を動かすトレーニング１

上向きクロージング・オープニング

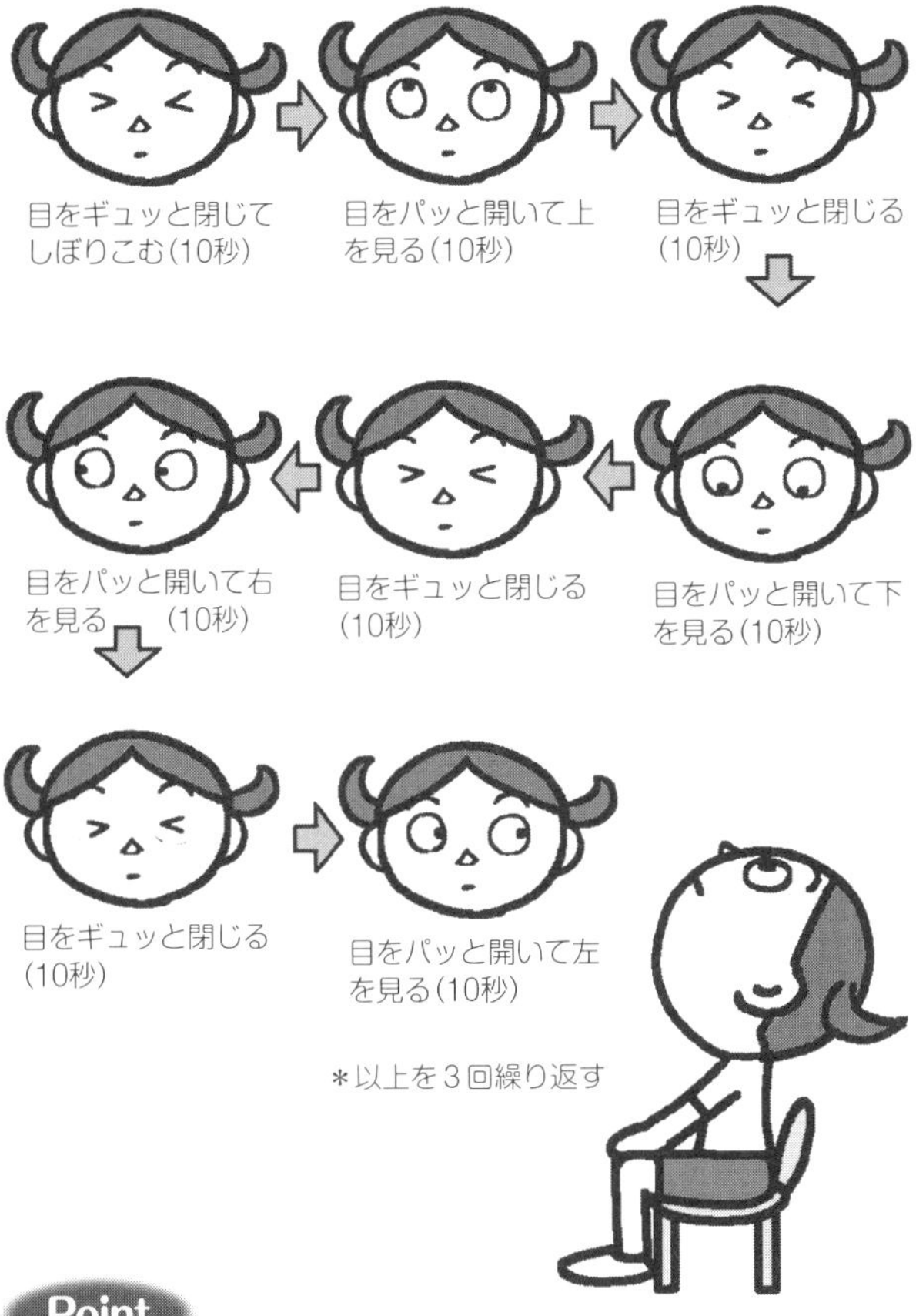

目をギュッと閉じて
しぼりこむ（10秒）
目をパッと開いて上
を見る（10秒）
目をギュッと閉じる
（10秒）
目をパッと開いて下
を見る（10秒）
目をギュッと閉じる
（10秒）
目をパッと開いて右
を見る（10秒）
目をギュッと閉じる
（10秒）
目をパッと開いて左
を見る（10秒）
＊以上を３回繰り返す

Point

頭を動かさないで、視線だけ動かすこと。

て一〇秒です。また絞って一〇秒です。また開いて左を向いて一〇秒です。また絞って一〇秒です。これを三回繰り返します。

2 上向きシフティング

首を上に向け、天井を見ながらシフティング（視点移動）をします。

一番上から一番下までを視点移動させ、また下から上を見ます。ゆっくり、上下・下上で一回として、一〇回繰り返します。

次に、右の端から左の端・左の端から右の端に目を移動させ、これを一回として一〇回繰り返します。

次に、右斜め上から左斜め下・左斜め下から右斜め上を一回として一〇回ゆっくり繰り返します。

次に、左斜め上から右斜め下・右斜め下から左斜め上にゆっくり視点を移動し、これを一〇回繰り返します。

目を動かすトレーニング2

上向きシフティング

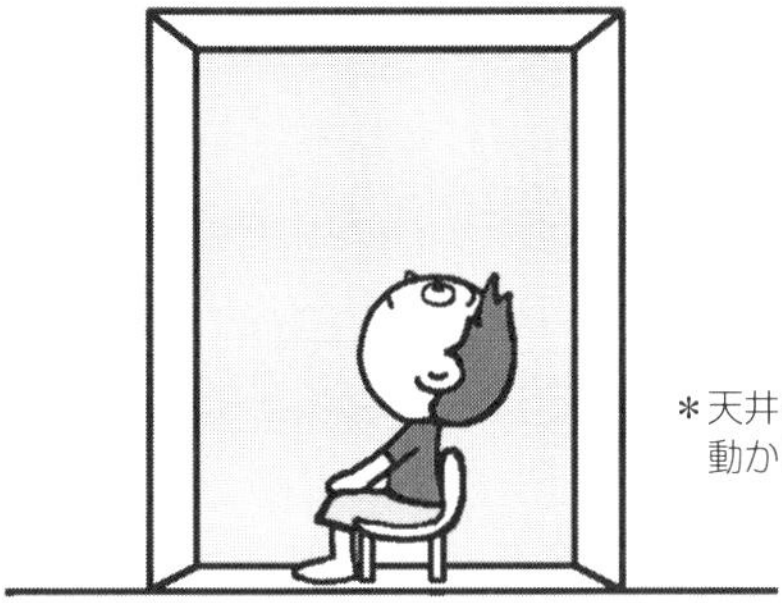

＊天井を見ながら指先を
動かし、視点移動

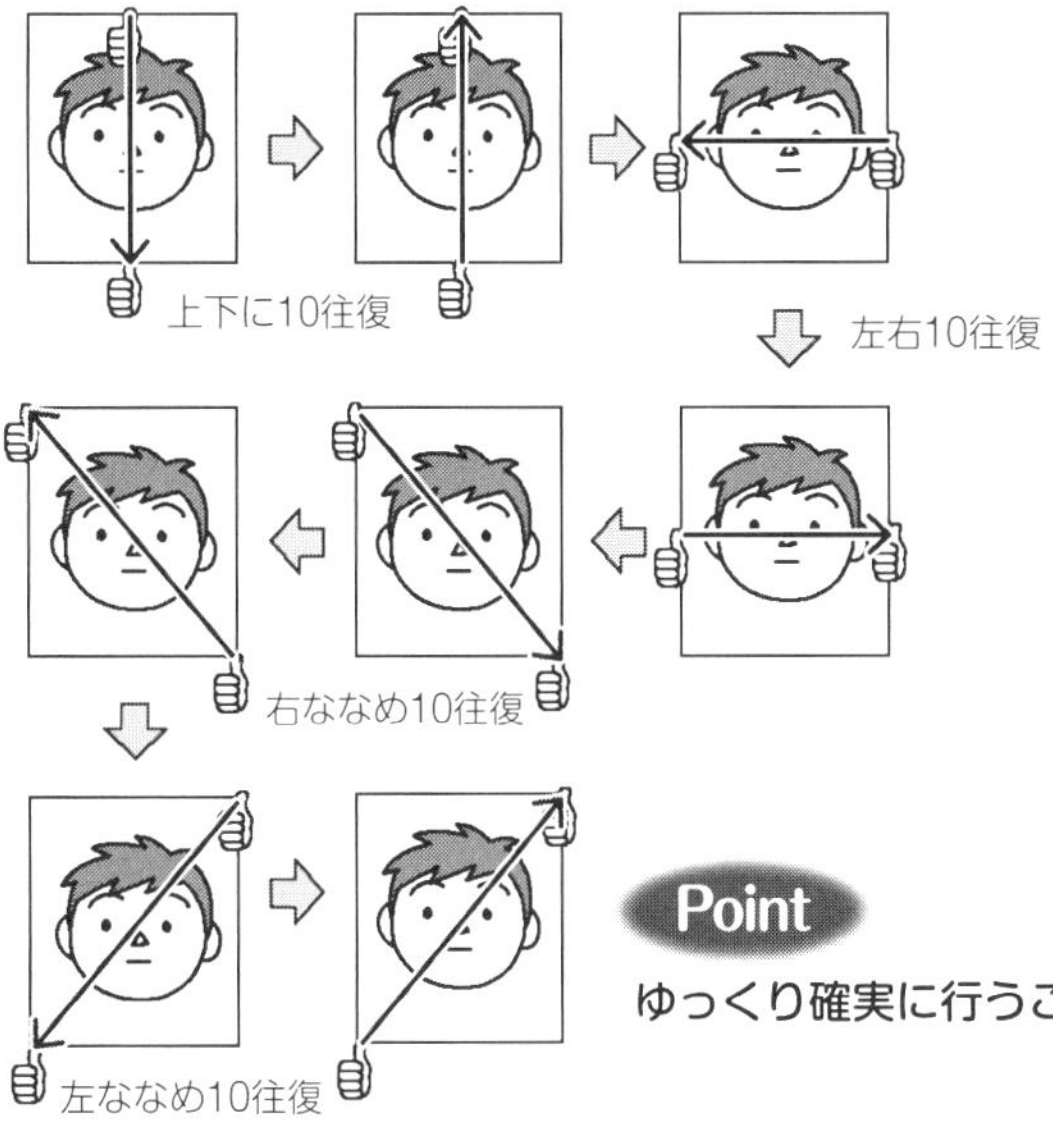

Point

ゆっくり確実に行うこと。

3　首振り一点凝視（両目・片目）

目の前の一点を見ます。そして、目はその一点に釘付けにしたまま、首を左右に振ったり、上下に振ったり、斜めに振ったり、あるいはグルーッと丸く円を描いたりしていきます。その一点を見続けることがコツです。両目と片目ずつで一回ずつ行います。

4　呼吸止め 深呼吸（一〇回）

鼻から息を思いっきり吸って、お腹に空気を入れます。そして、なるべく長い時間、呼吸を止めておきます。最初は一～二秒から、三～五秒、七秒、一〇秒ぐらいまで止められるようにするとよいでしょう。

目と脳にしっかり酸素を補給していきます。

目を動かすトレーニング3

首振り一点凝視

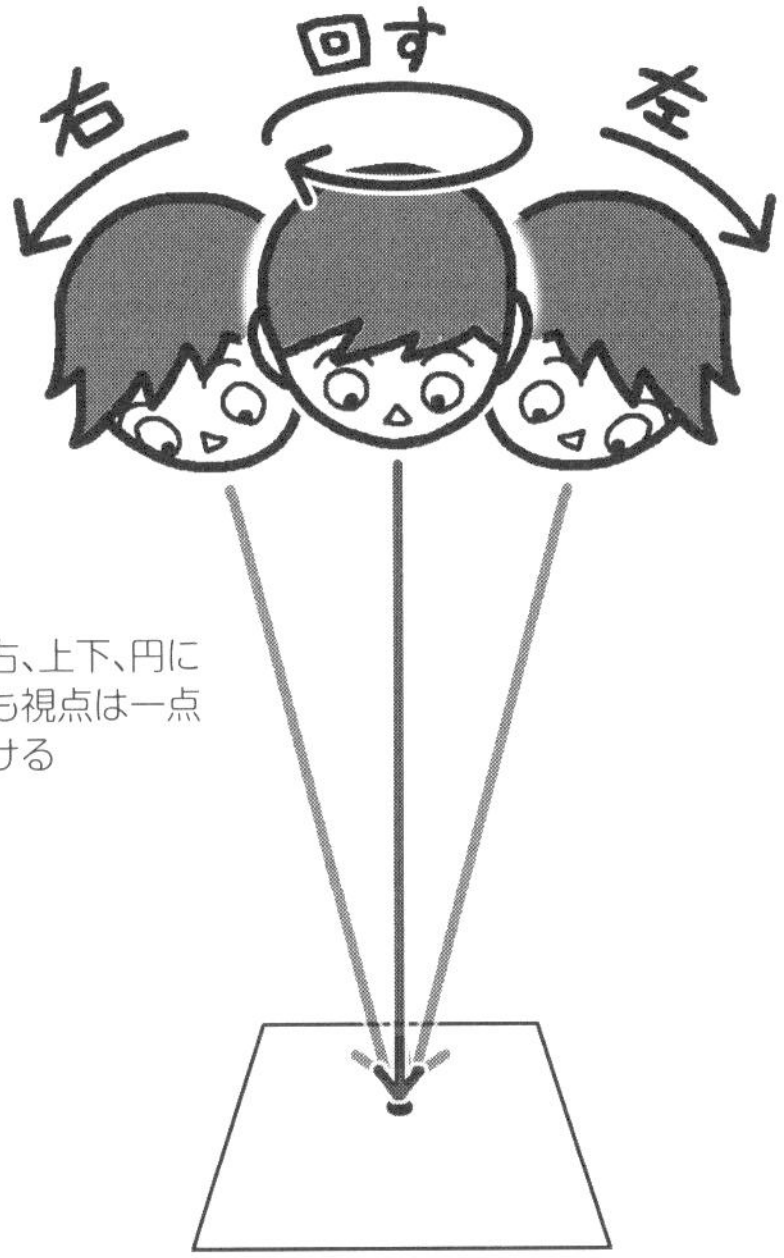

首を左右、上下、円に振っても視点は一点を見続ける

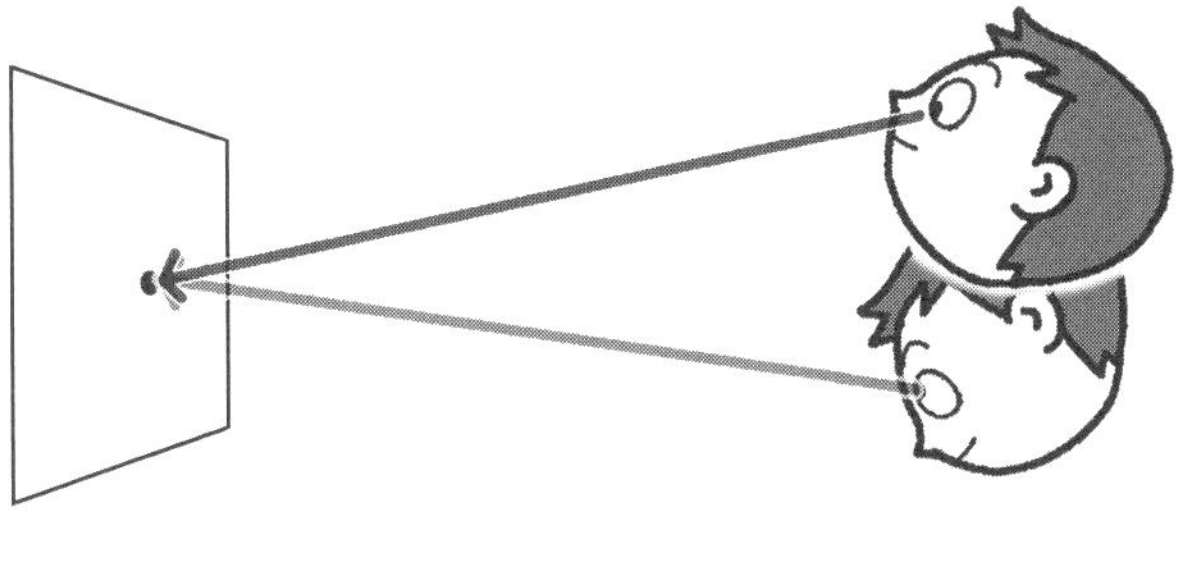

目を動かすトレーニング4

呼吸止め 深呼吸

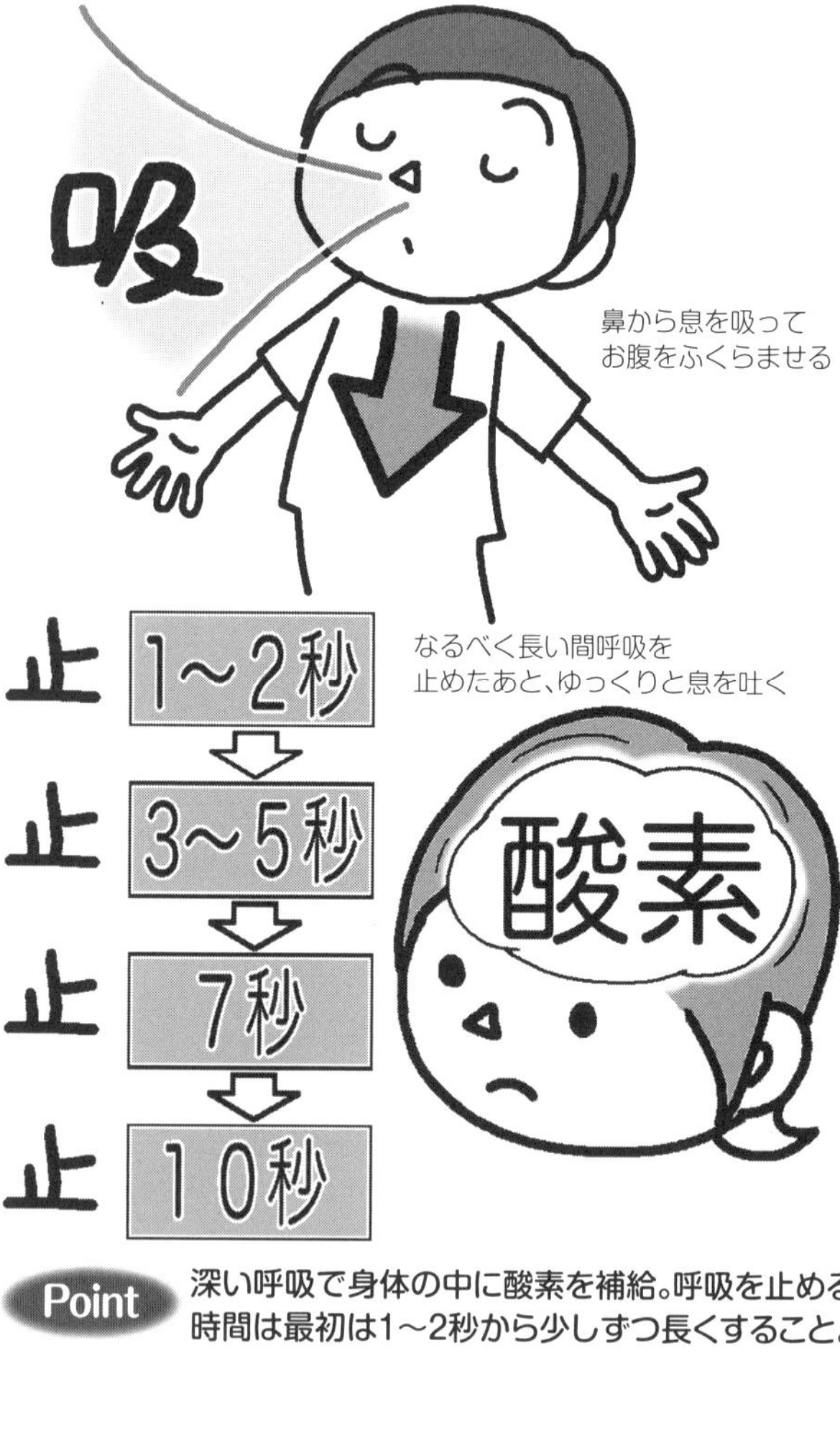
吸
鼻から息を吸って
お腹をふくらませる
止
1～2秒
止
3～5秒
止
7秒
止
10秒
なるべく長い間呼吸を
止めたあと、ゆっくりと息を吐く
酸素

Point 深い呼吸で身体の中に酸素を補給。呼吸を止める時間は最初は1～2秒から少しずつ長くすること。

B　両眼視トレーニング――脳のバランスをよくして両目の視力差を修正

両眼視トレーニングは、両目をバランスよく使うためのトレーニングです。最近は両眼視機能（両目でバランスよくものを見る機能。一〇一頁参照）が悪い人がほとんどだといっても過言ではありません。目が疲れやすく、頭痛がする、肩こりがするようになります。

とくに、子どもの場合は、両眼視の融像視《ゆうぞうし》（両目で見たものを脳で一つに合わせること）に不具合が生じると、ものを覚えることが極端に難しくなり、集中することが難しくなります。この両眼視のトレーニングをしっかり行うことで、バランスがよくなり、とくに記憶力が急速に回復していきます。

左右の視力の違う人は、このトレーニングを左右の悪いほうの目でもう一度やってみてください。使っていないほうが「廃用性委縮」といって衰えていきます。これで廃用性委縮を取り除きます。

こんな子どもに効果的

・勉強に根気が続かない⬇集中力が回復します。
・よく転んだり、ものにぶつかる⬇まわりのものの立体感や距離感を把握しやすくなります。
・距離感が把握しにくい⬇立体的に距離感を測りやすくなります。
・スピードがあるボールが取りにくい⬇ボールの距離感を測りやすくなります。
・姿勢が悪い⬇片目でものを見る習慣でついた姿勢の悪さが改善されます。
・両目の視力に差がある⬇両目でバランスよく見ることで、左右差が戻っていきます。
・車酔いしやすい⬇平衡感覚が養われます。
・もの覚えが悪い⬇考えを一つにまとめ合わせやすくなります。
・字が汚いし、書いた字の行が曲がっている⬇脳のバランスアップでバランスもよくなります。
・本を読んでもなかなか頭に入らない⬇両目から入った情報を脳で一つにまとめること

ができるようになります。

・ものを見ても立体感が乏しい⬇両眼視でものを立体的に見られるようになります。

・3D立体視の本ができない⬇寄り目がラクにできるようになります。

・乱視が強い⬇脳のバランスをよくし、像のゆがみを矯正する効果があります。

・不器用である⬇両目が同時に同じところを見るようになるため、細かな作業がラクになります。

・バランス感覚が悪い⬇脳のバランスアップになります。

・時間にルーズである⬇時間の長さを把握できるようになります。

1　3D間違い探し

3D《スリーディー》の図を三セット用意しました。おのおの交差法及び平行法（六六頁参照）で見てください。そして、左右の図で間違いがあると、少しずれてものが見えます。それを探してください。融像した状態でその間違いに気づいていくトレーニングです。

両眼視トレーニング１

3D間違い探し

間違いは４つあります。立体視で２つの絵を重ねて見ると、チラチラ見える部分が間違いです。

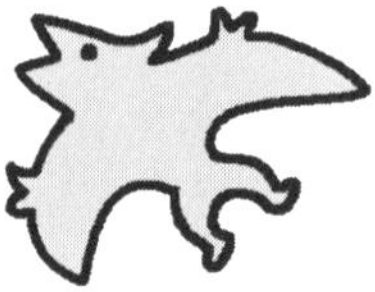

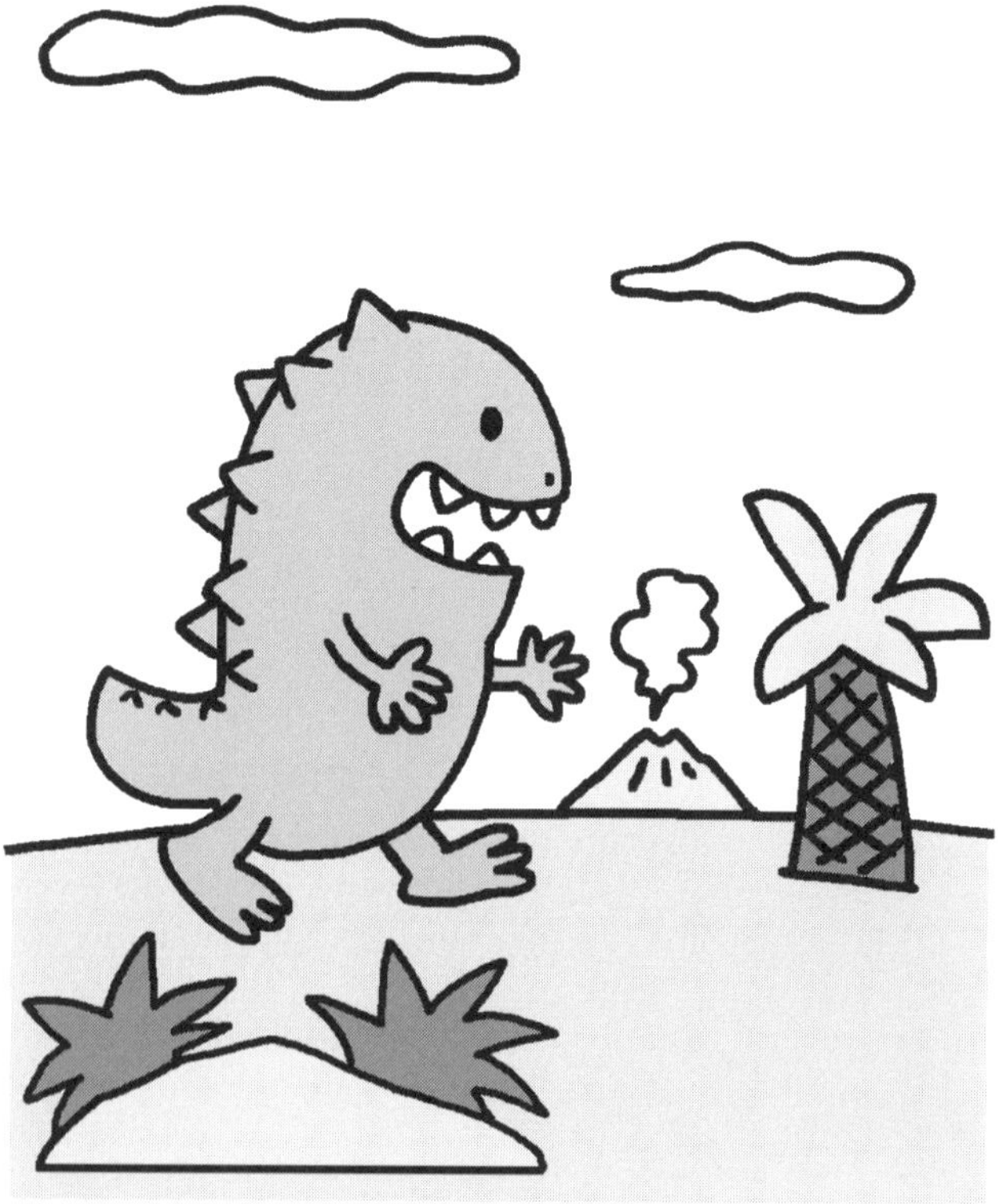

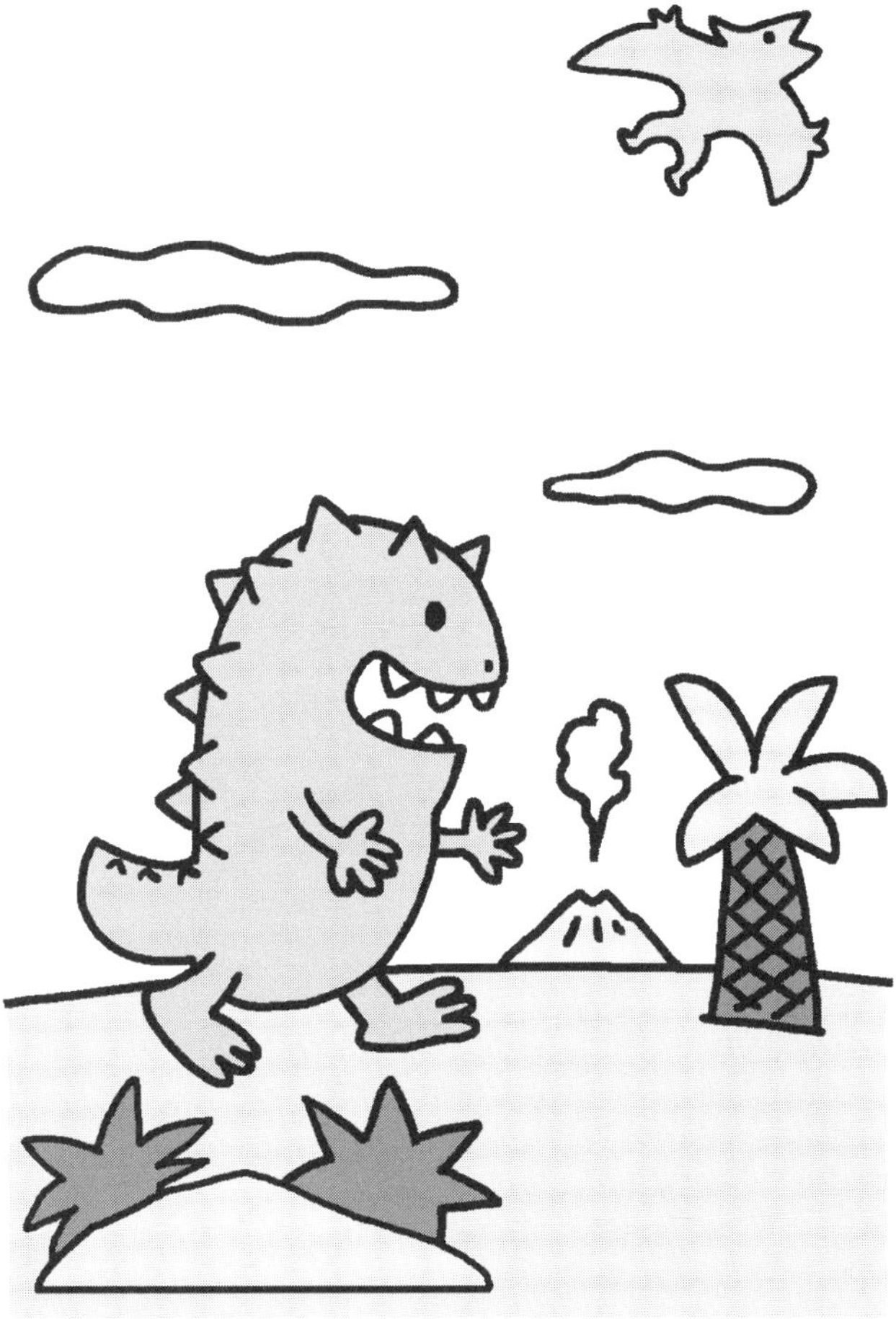

※答えは108ページ

両眼視トレーニング1

3D間違い探し

間違いは4つあります。立体視で2つの絵を重ねて見ると、チラチラ見える部分が間違いです。

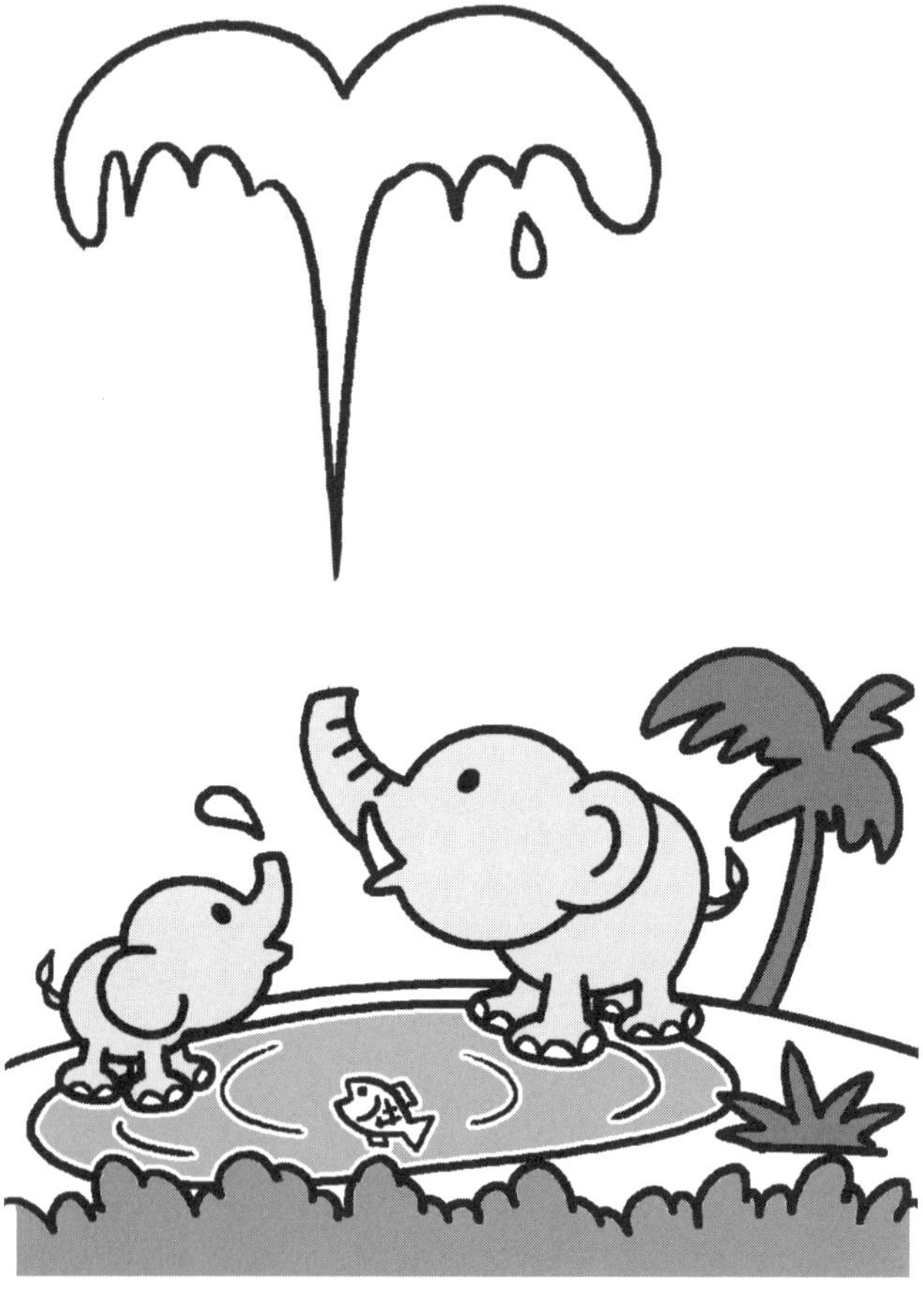

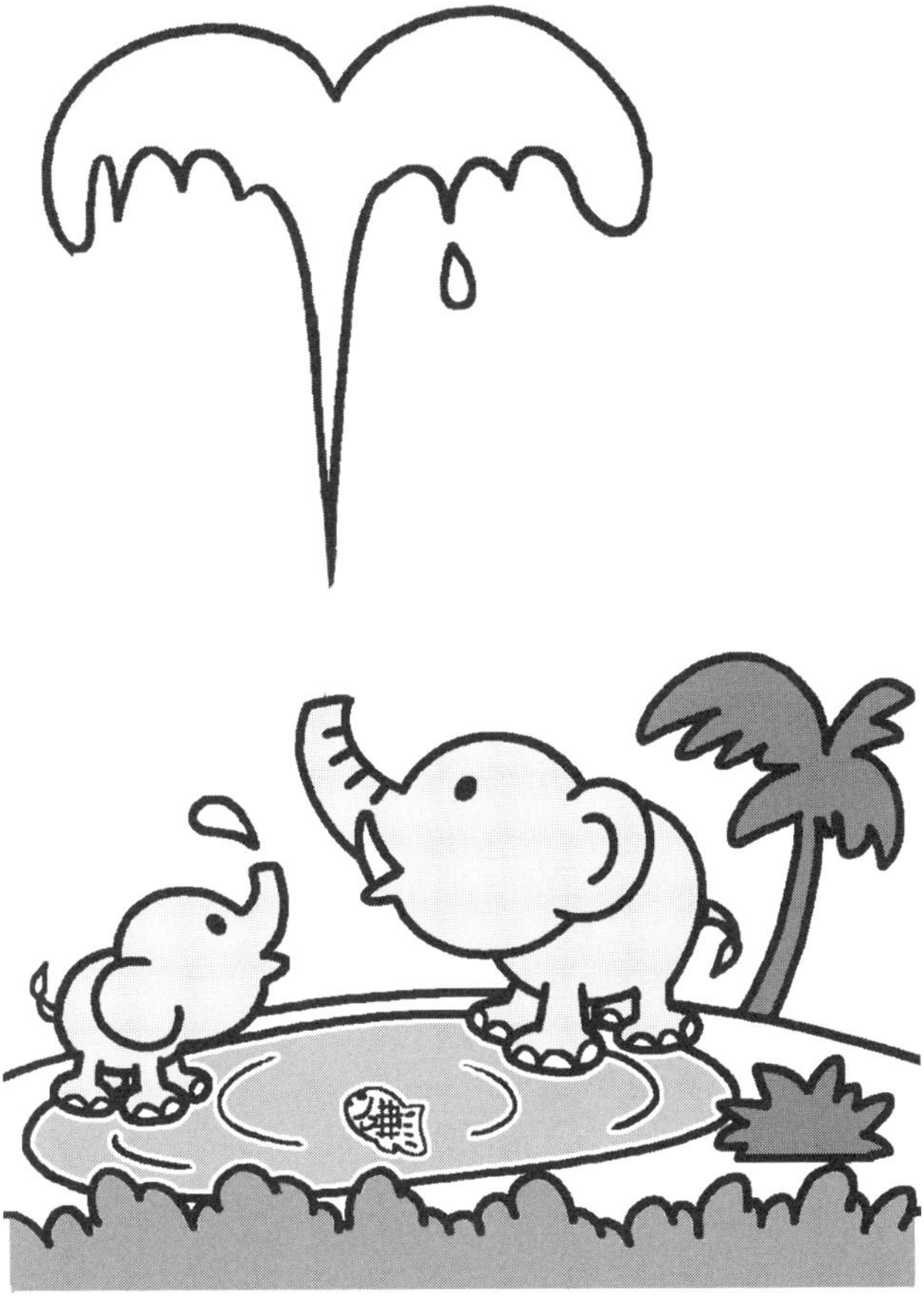

※答えは108ページ

両眼視トレーニング1

3D間違い探し

間違いは4つあります。立体視で2つの絵を重ねて見ると、チラチラ見える部分が間違いです。

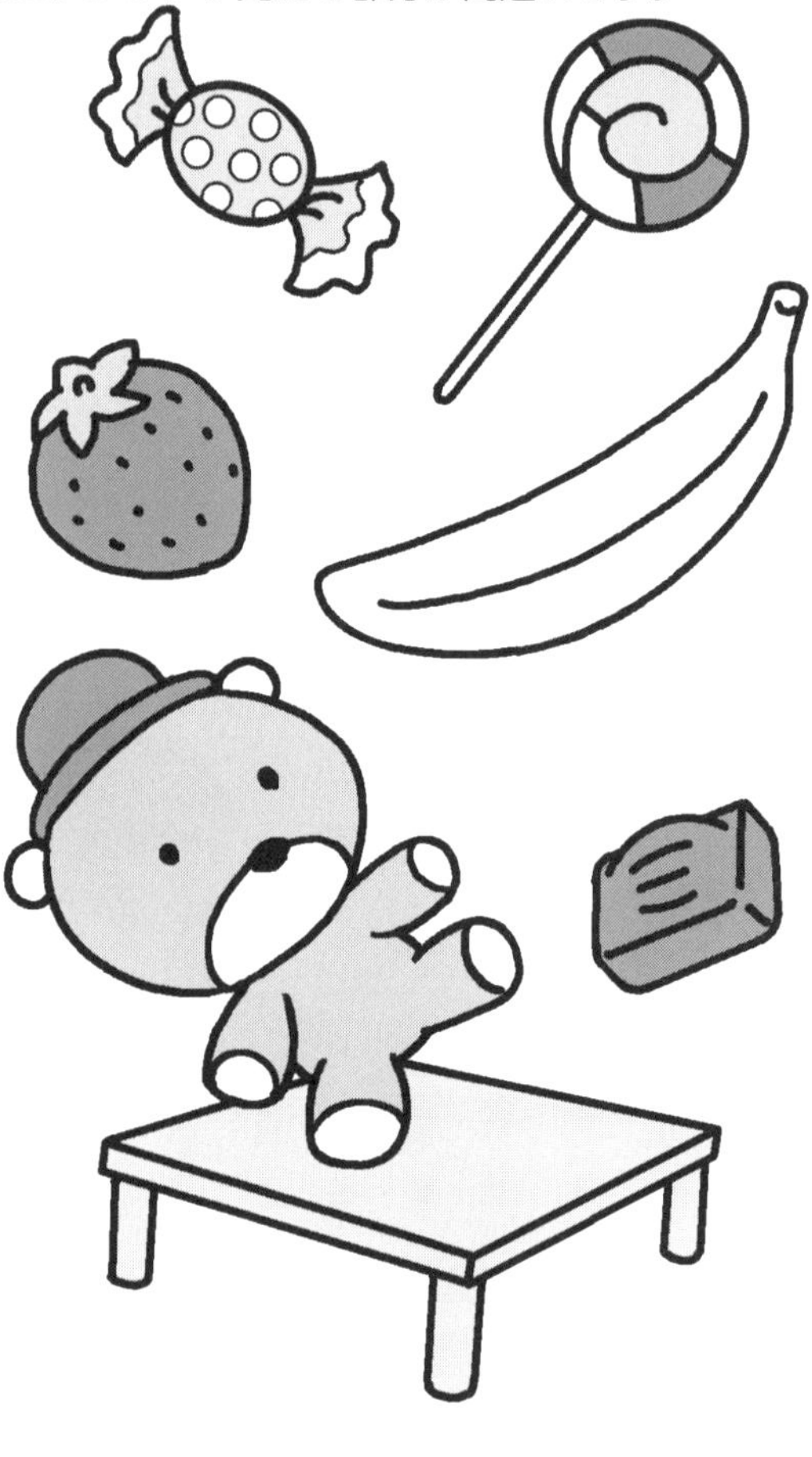

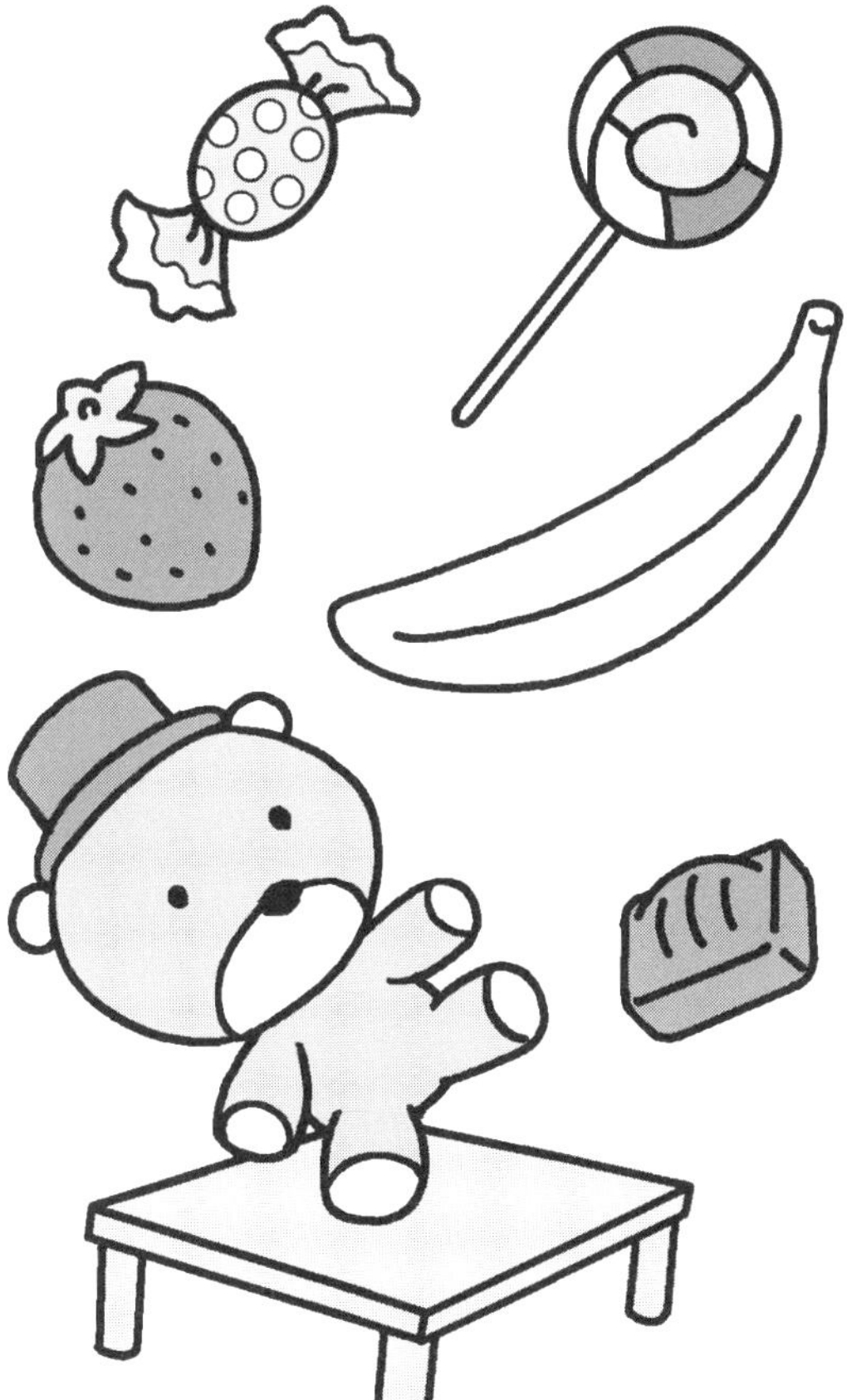

※答えは108ページ

両眼視トレーニング1

立体視のやり方

立体画像は「平行法」と「交差法」という目の使い方で見ることができます。

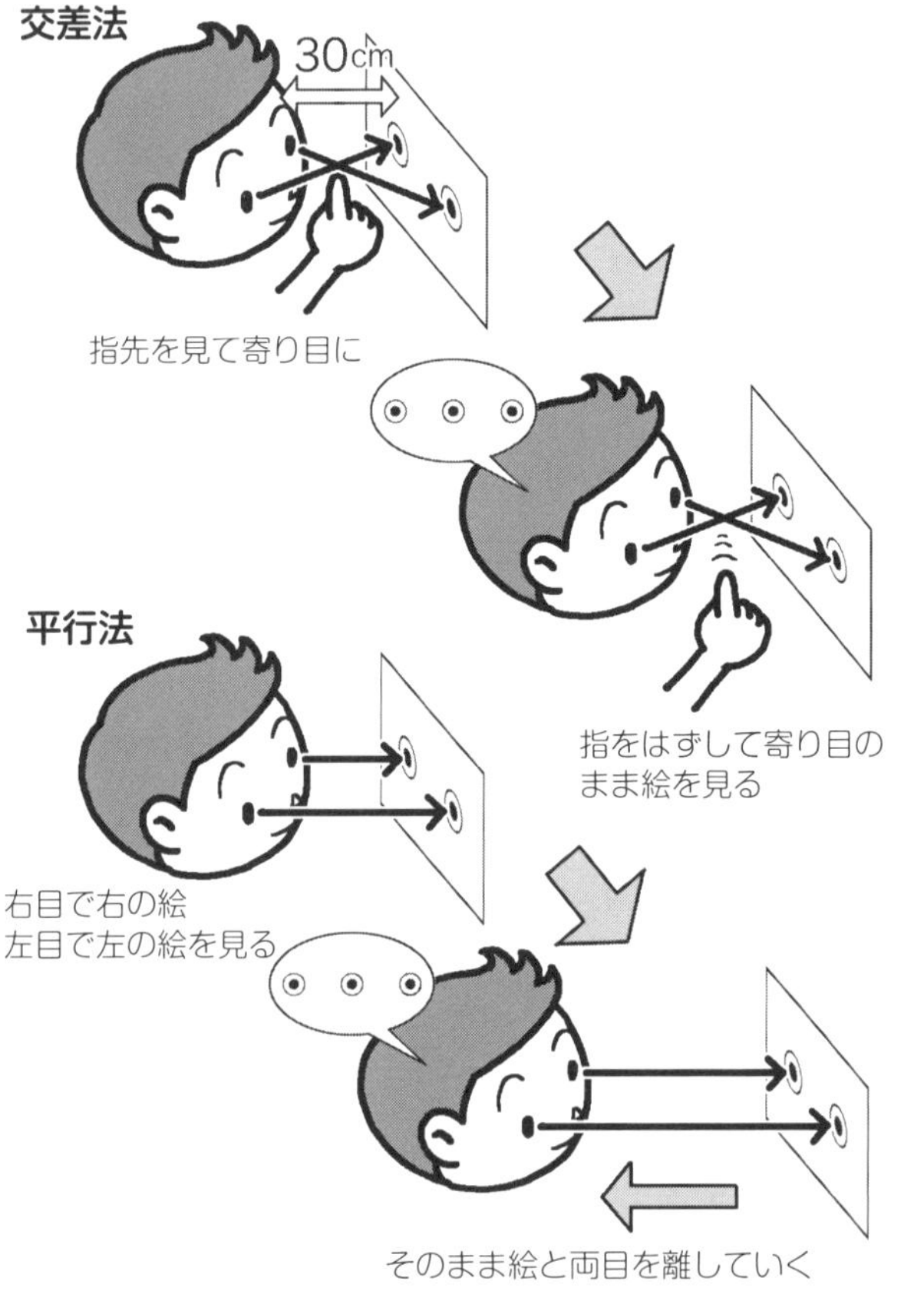
交差法
30cm
指先を見て寄り目に
指をはずして寄り目の
まま絵を見る
平行法
右目で右の絵
左目で左の絵を見る
そのまま絵と両目を離していく

2 コイン当てゲーム

一〇円玉か一〇〇円玉を一〇個用意します。

そして、一つは手元に置き、あとは適当に散らばらせておきます。

そして、そのコインに手元のコインを一つずつ当てていくゲームになります。遠いのも近いのも右端にあるのも左端にあるのも斜め前にあるのも、すべて当てるようにします。

人間は、その方向によって両眼視機能及び距離感の把握に差がある場合があります。そういう両眼視機能及び距離感の強化の練習になります。

また、距離を頭で把握し、行動でその距離を把握する練習にもなるのです。

両眼視トレーニング2

コイン当てゲーム

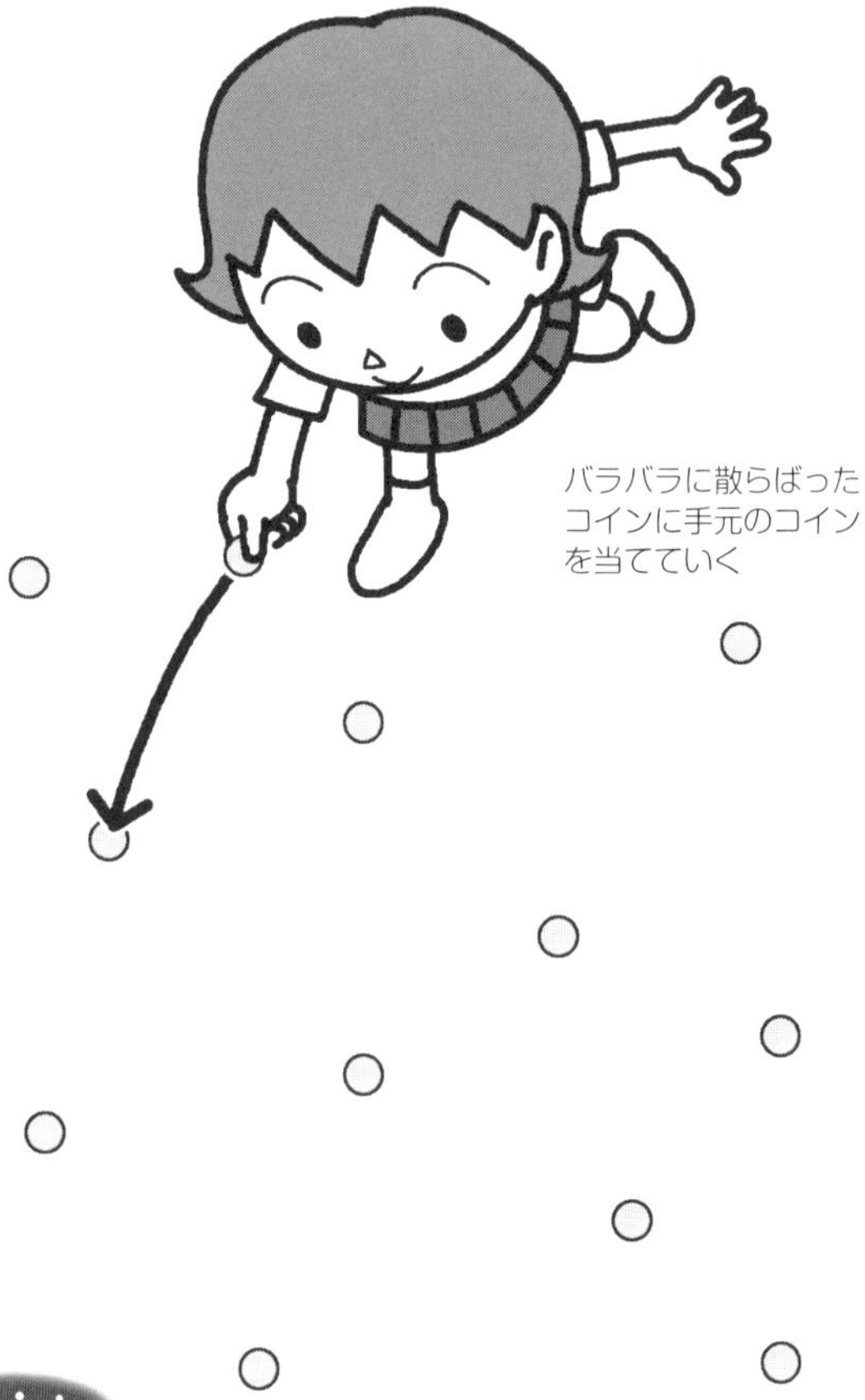
バラバラに散らばった
コインに手元のコイン
を当てていく

Point

場所を動かないで、両眼視で距離感を把握する能力を高める。

3 親指3D

左右の親指を立てて目の前に置き、親指の間隔を五センチほど離しておきます。

そして、この二つの親指を、交差法（六六頁参照）で寄り目にして見ます。親指が三本に見える位置に維持します。

そして、三本に見える親指の位置を維持したままで、徐々に開いていきます。限界まで開いたら、今度は、その指を徐々に狭めて元の位置まで戻します。

これを一〇回繰り返してください。

融像したものの頭の中の像を柔軟にする練習、すなわち融像力の弾力性トレーニングになります。

両眼視トレーニング３

親指3D

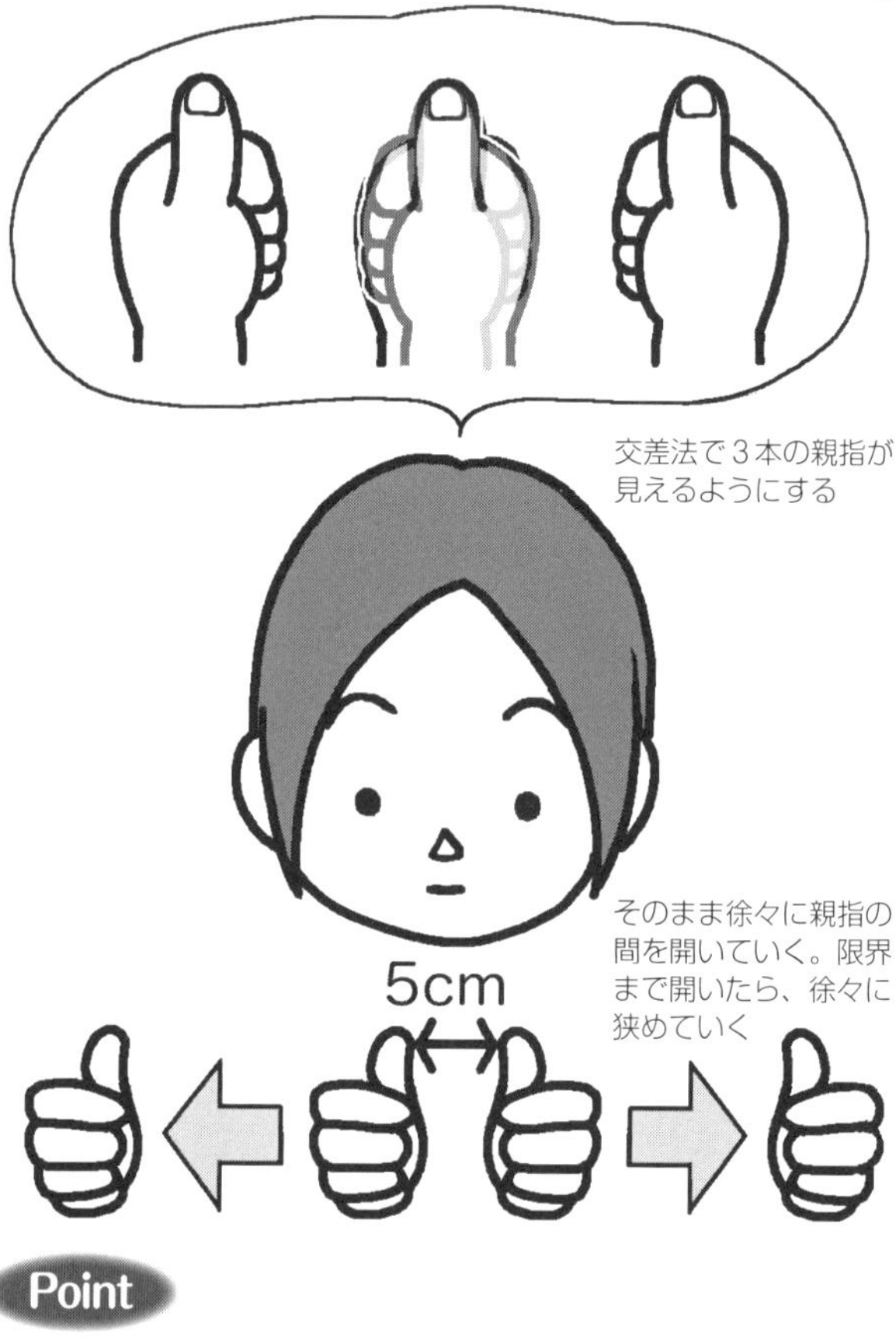
交差法で３本の親指が
見えるようにする
そのまま徐々に親指の
間を開いていく。限界
まで開いたら、徐々に
狭めていく
5cm

Point

目を寄せることを意識しながら行う。
右目を左目の像をひとつにする融像力を向上させる。

C　焦点調節トレーニング——目と脳のピント力を高める

焦点調節のトレーニングはピントを合わせるトレーニングです。

最近では、天然ボケなどという言葉がありますが、ピントが合わないということは、いわゆるボケてものが見えるということです。

ボケた像ばかりを脳に送り込むと、あとでどんなにはっきり見えるメガネやコンタクトをしても視力が出ない弱視に陥る可能性もあります。

ピントをはっきり合わせて、見た対象物から、その情報を脳にインプットすることはとても大切です。ものを見るときの基本になります。ものの本質を見抜く脳の洞察力をアップします。

焦点調節には二つあります。焦点調節力と焦点維持力です。

前者はピントを合わせることであり、後者はピントを合わせ続けることです。一般的な人が見落としがちなことは、この後者のピント維持力です。

目の悪い人は、ピントを合わせても、そのピントがすぐにずれます。そしてまたピントを合わせます。これでは手間がかかると同時に、エネルギーの消費量も多いわけですから、勉強やスポーツのときにとても不便です。

勉強するとすぐ眠くなったり、スポーツが上手にできないのは、この焦点維持力の低下が原因であることも多いのです。

こんな子どもに効果的

・ものがぼやけて見える⬇見るときピントが合いやすくなります。
・黒板の字をノートに写すのに時間がかかるうえ、書き間違いが多い⬇情報が正しく把握できるようになります。
・神経質である⬇脳のピントが合いにくいため、イライラしてしまうのが解消されます。
・疲れやすく、飽きっぽい⬇根気が続くようになり、持続力が身につきます。
・要領が悪い⬇物事が的確に把握でき、テキパキと処理できるようになります。

・やる気がない⬇はっきり見えると、すっきり考えられるようになり、やる気が復活します。

1 大小合計数字合わせ

次ページの紙面にたくさんの数字が書いてあります。左一列に書いてある数字を右のたくさんある数字の中から足し算して、この数になるようにします。

次に、引き算をして、その数になるような数の組み合わせを見つけ出します。それぞれピントを合わせながらやってください。

2 計算ピント合わせ

左に数字が一列に書いてあります。右の数字がたくさんある中から掛け算をして、左の数字になるように組み合わせていきます。きっちりピントを合わせながらやってください。

焦点調節トレーニング１

大小合計数字合わせ

①右の数字群の中から数字を選び、足し算をすると□内の数字になる組み合わせを見つけよう。
②同様に引き算をすると□内の数字になるよう組み合わせよう。

6
15
8
10
21
5
29

5　18　7
1　11　3
25　8　37
20
15　13
10
22　2
9
2　4
19

Point

数字のひとつずつに、しっかりピントを合わせること。頭の中の計算で脳の活性化にもなる。

焦点調節トレーニング2

計算ピント合わせ

右の数字群から数字を選び、かけ算をすると□内の数字になるよう組み合わせよう。

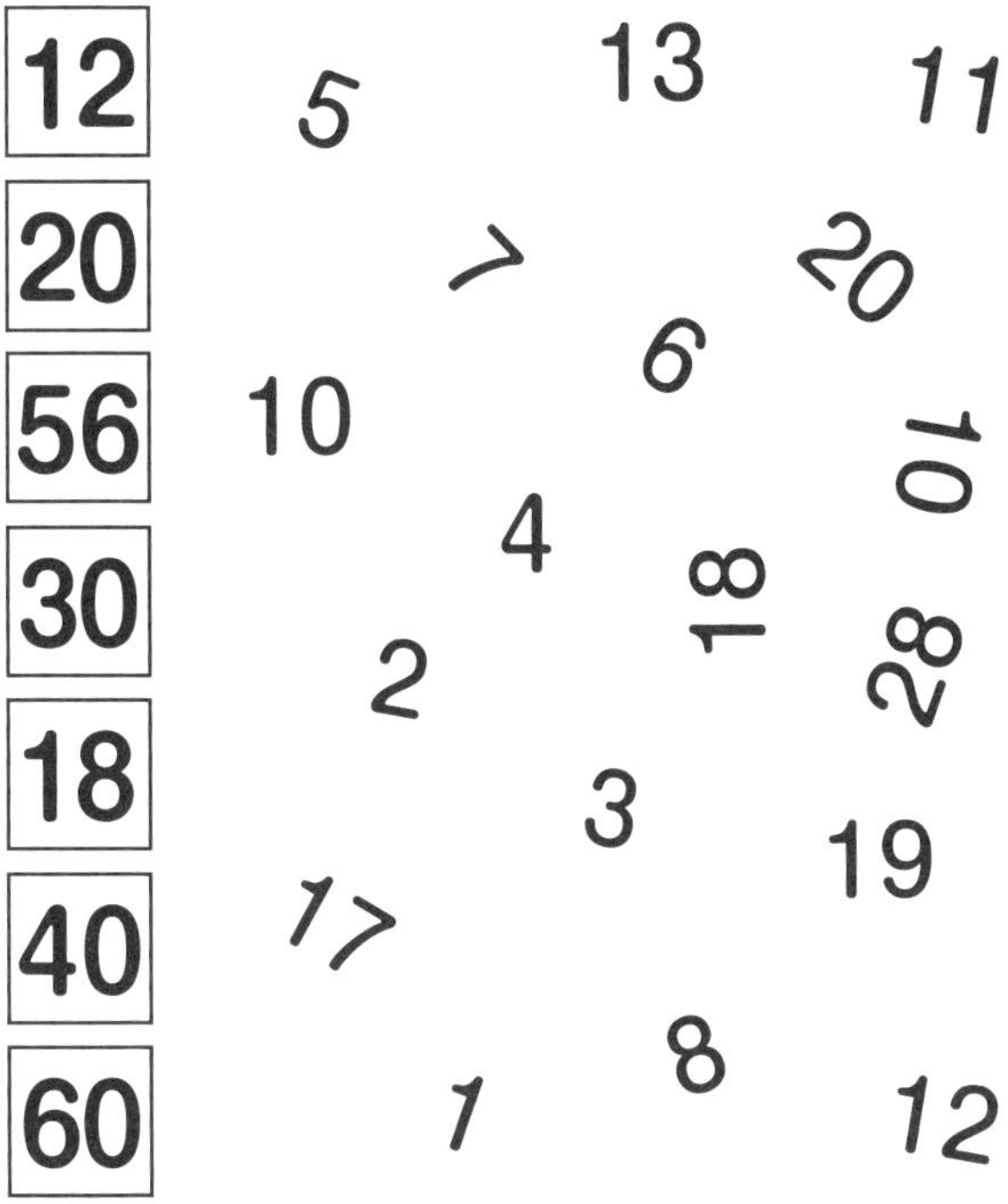

Point

数字のひとつずつに、しっかりピントを合わせること。頭の中の計算で脳の活性化にもなる。

3 スピード遠近法

遠くのものと近くのものを交互に見ていきます。

壁にカレンダーなどを貼り、三メートル離れた位置に座るか立ってください。

手元は、新聞でも本や雑誌の活字でもかまいません。目の前三〇センチのところにセットします。まず、一番上の段の数字を見て手元の活字を見ます。次に、二段目のものを見て手元の活字を見ます。そのようにして、一番下の段まで行ったら、今度は下から上にと移動させていきます。これを繰り返します。

上から下・下から上へとピントを徐々に合わせていくうちに、脳の学習機能が向上し、遠くと近くを往復するスピードが速くできるようになります。

カレンダーを付録の視力アップ表に替えて行う場合は、視力アップ表の一番上から下、今度は下から上へと移動させていきます。繰り返すうちに、下の視力アップ表の環がどんどんはっきり見えるようになっていきます。

焦点調節トレーニング３

スピード遠近法

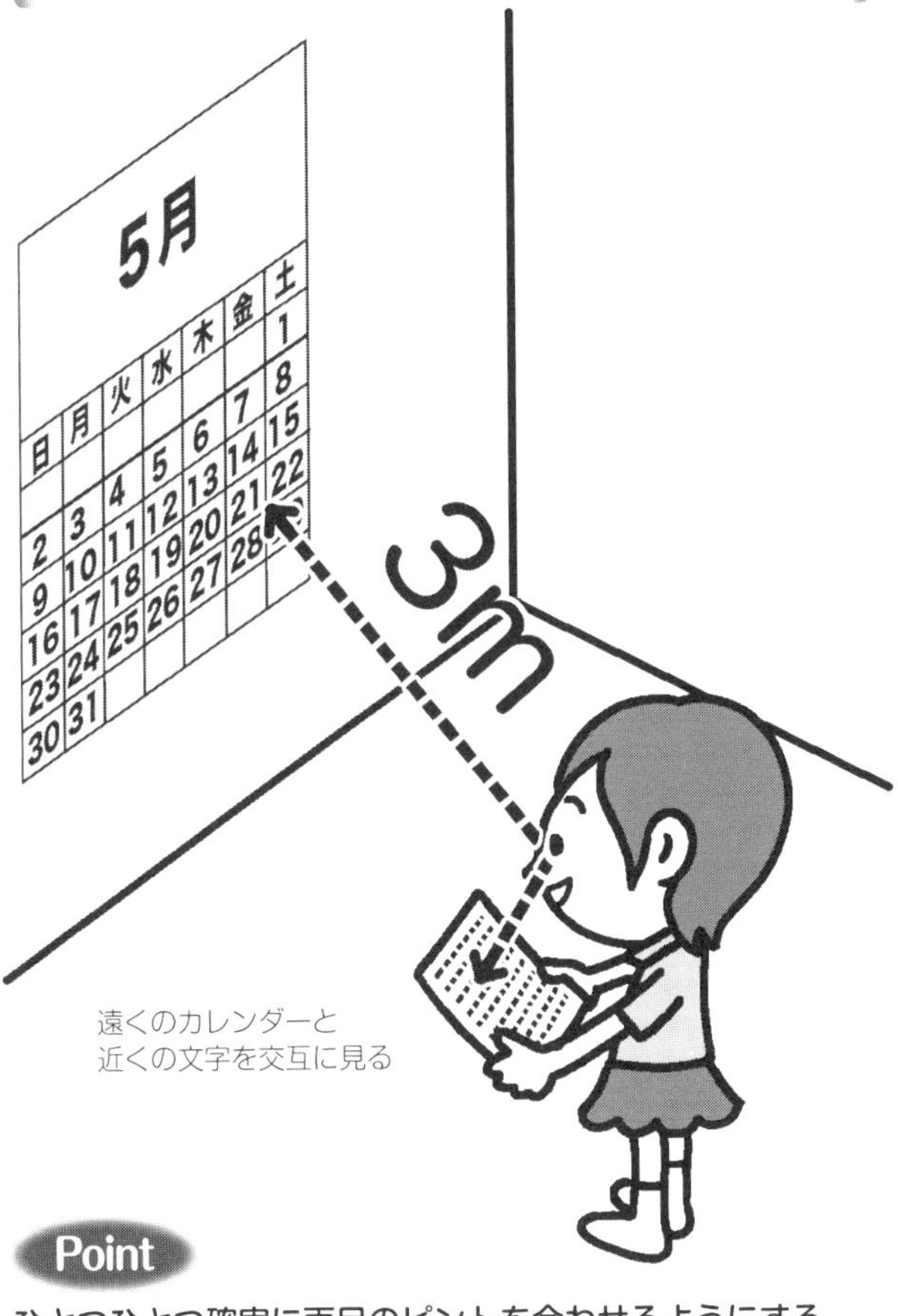

遠くのカレンダーと
近くの文字を交互に見る

Point

ひとつひとつ確実に両目のピントを合わせるようにする。
慣れたら徐々にスピードを上げていくとよい。

D　周辺視野トレーニング——視野を広げて、脳に入る情報量を増やす

周辺視野は、中心明視（視野の中心）以外の周りから得る情報のことをいいます。

中心明視から取り込む情報はほんの少しで、九割以上の情報が周辺視野情報といっても過言ではありません。それほど重要なものです。

この周辺視野力が衰えると、ものとものの関連性が把握しづらくなり、記憶容量が減ることにもつながります。

周辺視野情報の場合、その情報のグレードが重要になります。当然、中心から離れるにしたがって、周辺視野情報のグレードは落ちていくものです。

したがって、周辺視野情報が、中心明視と同じような正確性をもつようになると、見たものがとても正確に頭の中にインプットされます。

ちょっと見たことでも、ズッシリと脳の中に入ってくるというイメージでしょうか。脳

の情報収集力がアップします。

また、片目でものを見ている人は周辺視野情報が半分くらいに減っています。これを鍛えることにより、急速に情報量が増えていきます。少し勉強しても、たくさん頭の中に入ってきます。

こんな子どもに効果的

・キョロキョロ、イライラして落ち着かない⬇一つの場所に集中してピントを合わせ続けることができるようになります。
・運動が苦手⬇まわりの情報をうまくまとめて行動できるようになります。
・人と話すのが苦手⬇周辺の情報を入手して空気を読むことができるようになります。
・辻褄《つじつま》の合わないことを言う⬇情報収集力がアップして、筋道立てが正確になります。
・方向音痴《おんち》である⬇周辺の空間情報が区分けできるようになります。
・片づけ、探しものがヘタ⬇視野が広くなって、何がどこにあるかを把握しやすくなります。

1　タッチング（両目・片目）

きょうだい・親子など、二人でペアになって行います。

一人は、両手のひらの指先一本ずつに「1」から「10」までの数字を書いておきます。

そして、相手に数字が見えるように、両手を開き、「はち」「ご」「きゅう」などと好きな数字を声に出して言います。

もう一人は視線を相手の鼻先に置いたまま、言われた数字の指を親指でさしていきます。

このときのポイントは、相手の鼻を見たまま相手の指の数字を親指でさすことです。

相手が言った数字を相手の手を見ながらやるのでは、視野を広げるトレーニングになりません。

これを三分間行います。両目・片目でも行ってください。

終わったら、立場を替えて同様に行います。

周辺視野トレーニング1

タッチング

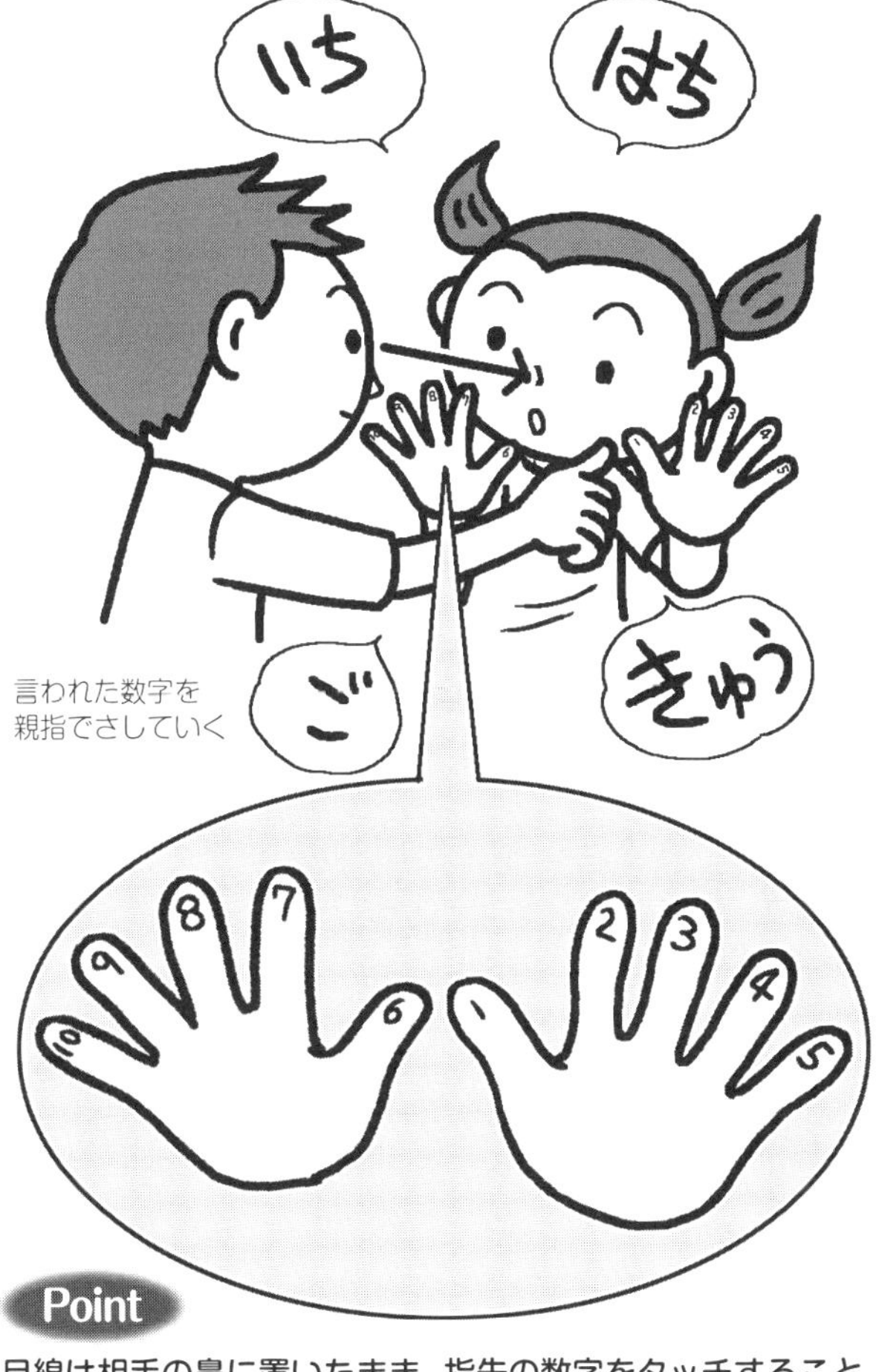

いち
はち
ご
きゅう
言われた数字を
親指でさしていく
8
7
9
10
6
1
2
3
4
5

Point

目線は相手の鼻に置いたまま、指先の数字をタッチすること。

2　数字カード当て

まず、「1」から「20」までの数字カードを用意してください。

図のようにそれぞれの数字を一〇センチ四方のカードに一枚一枚書きます。

そしてそれを立っている（座って行ってもよい）位置から前方三メートル以内にばらまいておきます。

ここからトレーニングです。

目は正面の一点を見ながら、それぞれの数字を言い当てていきます。

当たったものは回収してもかまいません。

二〇までの数字を全部回収できるようにがんばりましょう。

このトレーニングも、顔を正面下から動かさず、目線をそれぞれの数字に向けないことがポイントです。最初は正面の数字しかわからないかもしれませんが、繰り返すうちに、しだいに視野が広がり、たくさんの数字が見えるようになっていきます。

周辺視野トレーニング２

数字カード当て

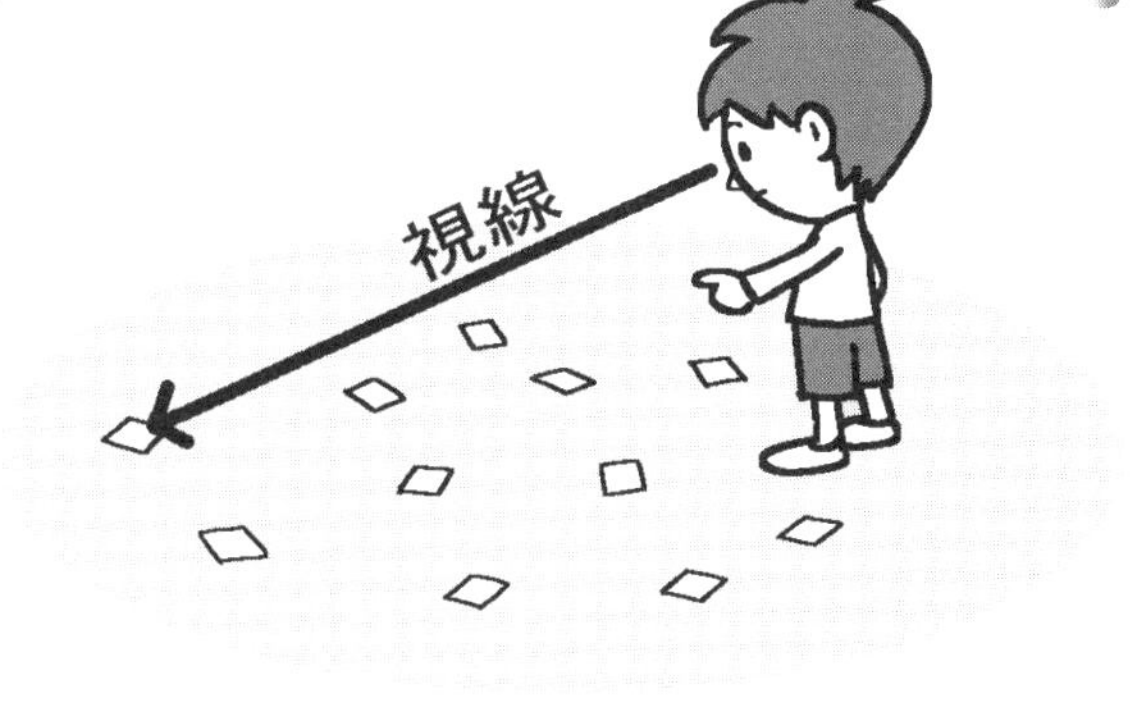

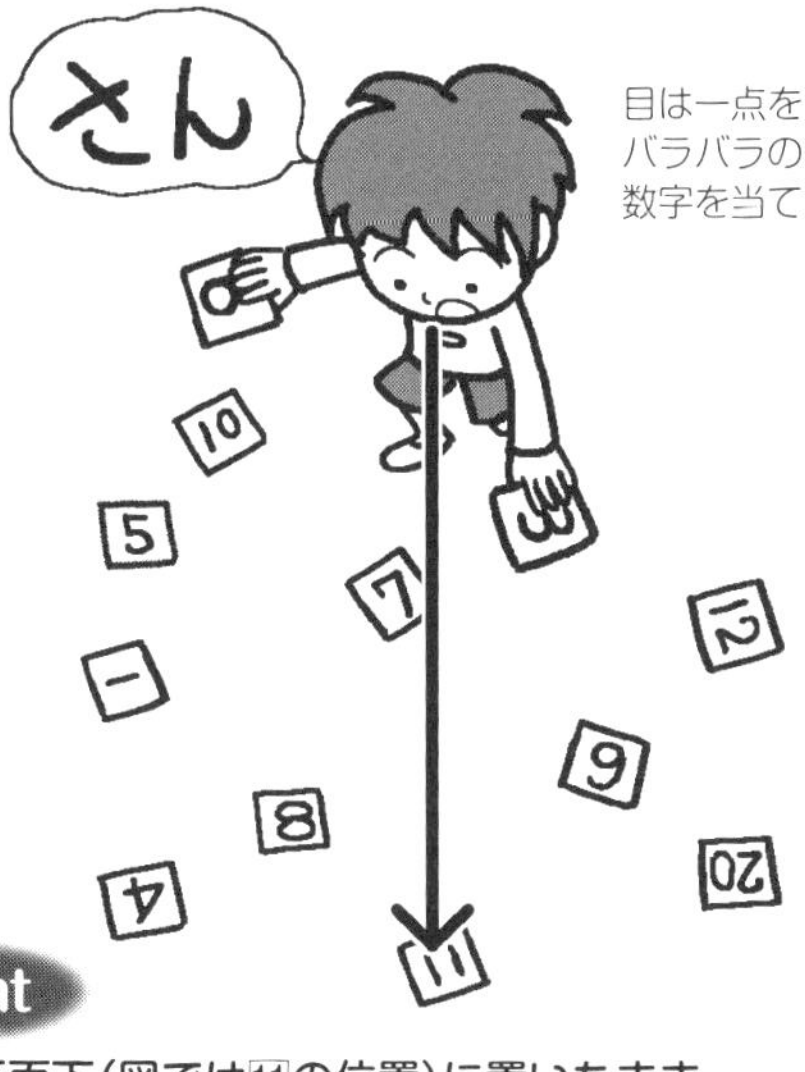

目は一点を見ながら
バラバラの位置にある
数字を当てていく。

Point

目線は正面下（図では11の位置）に置いたまま、
数字を当てること。

E　瞬間視トレーニング——瞬間的に記憶する訓練で、認識速度がアップ

瞬間視は、一瞬にして記憶する視力のことです。記憶でいえば、短期記憶よりもっと短い、瞬間記憶といってもいいようなものです。

「サブリミナル効果」というものをご存じでしょうか。昔、アメリカである大手のコーラの会社が映画のフィルムにＣＭのワンカットを一瞬挿入して上映したことがあります。映画を見ていた人は、ほとんど宣伝があることも気づかなかったそうです。ところが、そのコーラがバカ売れしたといいます。

人間の脳には瞬間的に見たものを記憶する能力があります。ほとんど潜在意識に入るといっても過言ではありません。とくに印象的に入ったものは、消すほうが難しいくらいです。この能力を高めることで、短期間でものを覚える力が身につきます。

こんな子どもに効果的

・もの覚えが悪い⬇瞬間記憶の繰り返しで、記憶力が高まります。
・動作が鈍い⬇瞬時に脳が情報処理する訓練で、脳の動きも速くなります。
・運動が苦手⬇ボールなど、ものの形態を素早く認識できるようになります。
・ミスが多い⬇一瞬で見たものを把握する訓練で、見間違いをしにくくなります。

1 数字瞬間視

数字というものは、生活の中で頻繁に出てくるものです。しかも、間違えると重大な結果を及ぼすことが多いものです。

八七ページに、三桁・五桁・七桁の数字を並べています。これをそれぞれ一つずつ、一瞬見て覚えて答えていきます。次に、二つやってみます。最後は、三つまとめて覚えてみましょう。また、八八ページにある引っくり返っている数字や薄い数字などを一瞬で覚えてください。ふだんと異なる数字を見ることにより、脳をより活性化させます。

2　図形瞬間視

八九～九〇ページにある図形をそれぞれ一個ずつ一瞬見て、それを白紙に写し取ります。

黒板の字を書き写すとき、一回でパッと把握してノートに書き取れる子どもと、何回も見ないと書き取れない子どもがいます。このトレーニングで、形態を素早く認識し、一瞬で脳の中に記憶することができるようになります。

3　風景瞬間視

九一ページの図の中に次のものが隠れています。どこにあったかを言い当ててください。

①栗　②柿　③お餅　④サンダル　⑤バッグ

⑥水筒　⑦風呂敷　⑧メガネ　⑨ハンカチ　⑩時計

図はパッと見たら隠してください。二度見てはいけません。

瞬間視トレーニング１

数字瞬間視

①上から１行ずつ、パッと一瞬で数字を見て覚え、答えよう。
（下の数字はノートや手で隠すとよい）
②同様に、上から２行ずつやってみよう。
③同様に、３行まとめて瞬間的に見て覚え、答えを言ってみよう。

2 4 8

1 3 6 9 7

9 2 3 0 7 6 1

Point

１字ずつ覚えるのではなく、数字全体を脳に焼きつけるようにすること

瞬間視トレーニング1

数字瞬間視

瞬間的に数字を覚えよう。どれだけ正確に瞬間的に記憶できるだろうか。

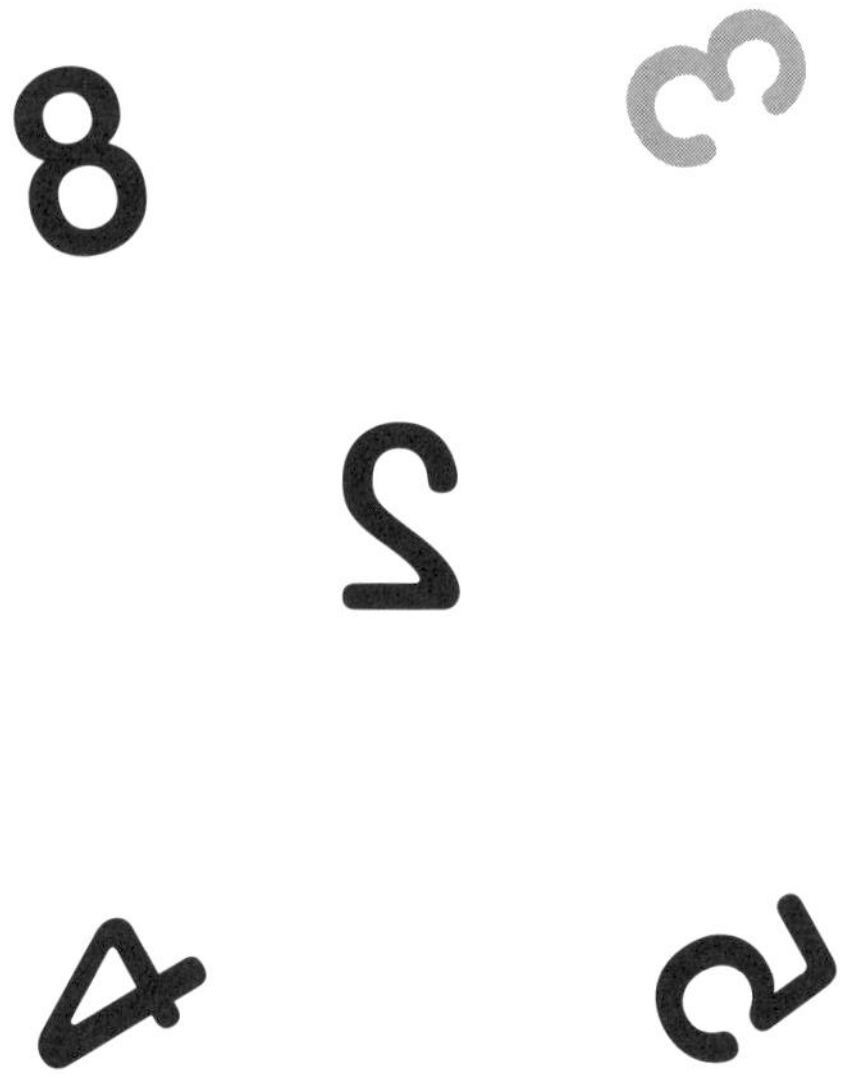

Point

1字ずつ覚えるのではなく、数字全体を脳に焼きつけるようにすること

瞬間視トレーニング２

図形瞬間視

下の図をパッと見て覚えたら、紙に書き出してみよう。
いくつ読み取れるだろうか。

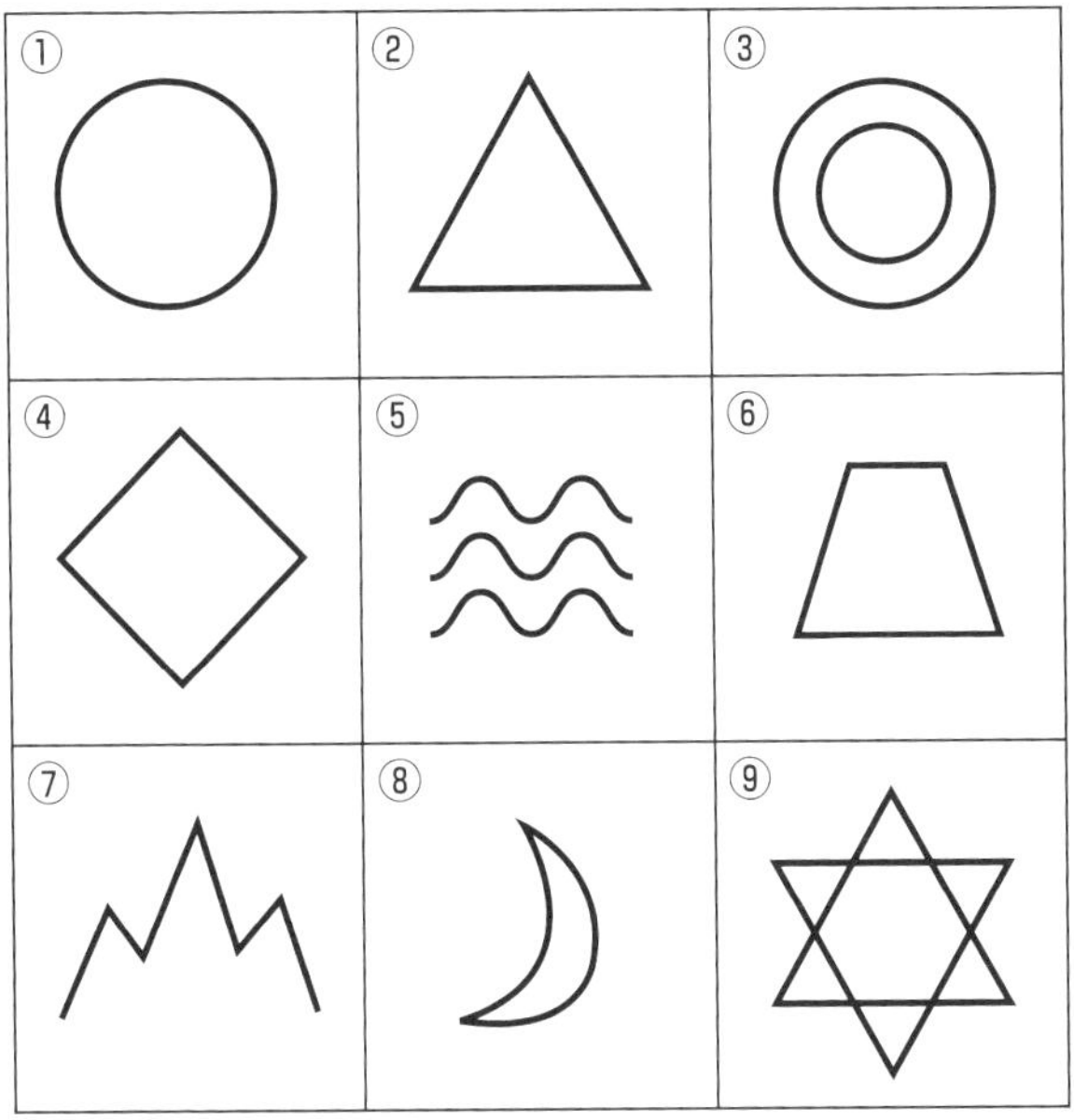

瞬間視トレーニング２

図形瞬間視

下の図をパッと見て覚えたら、紙に書き出してみよう。
いくつ読み取れるだろうか。

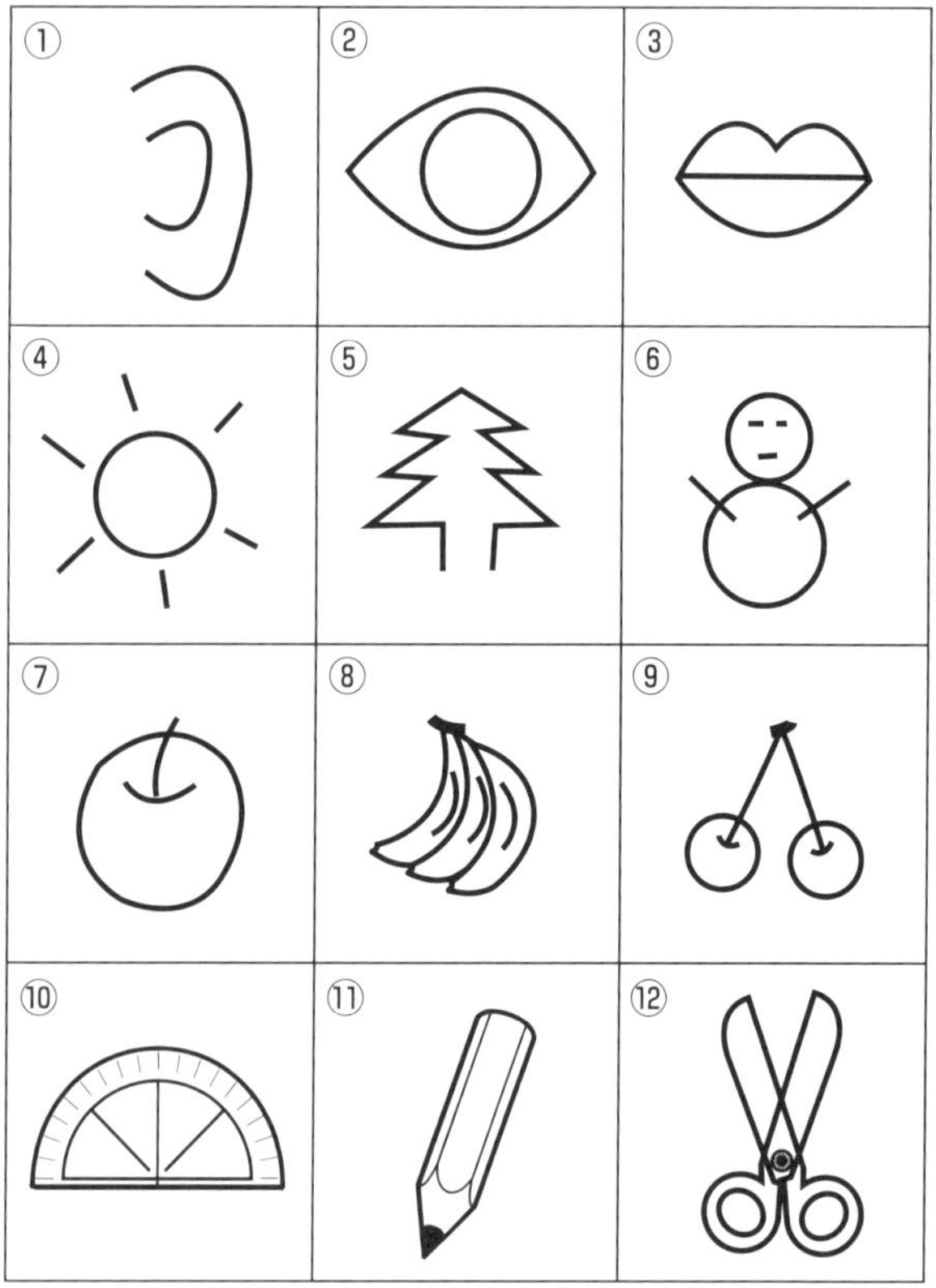

瞬間視トレーニング3

風景瞬間視

下の図を一瞬で脳に焼きつけよう。

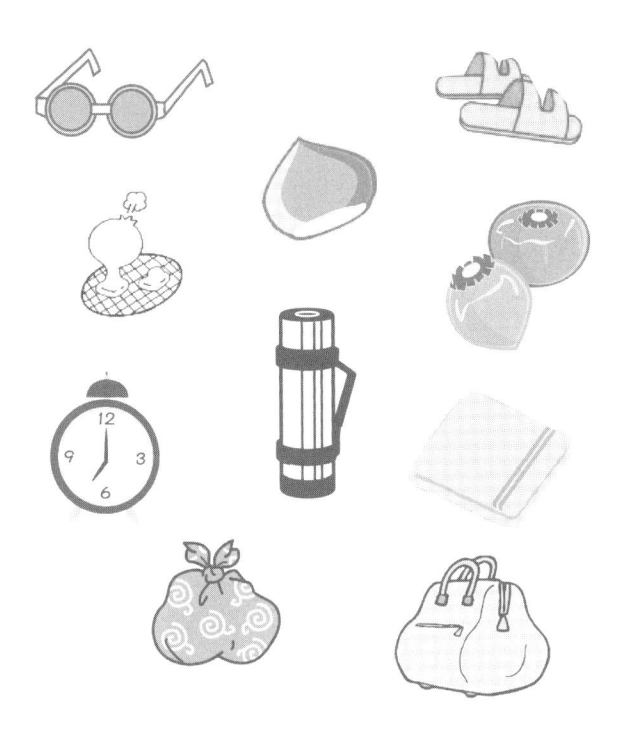

次のものはどこにあったか、思い出そう。

①栗　②柿　③お餅　④サンダル　⑤バッグ
⑥水筒　⑦風呂敷　⑧メガネ　⑨ハンカチ　⑩時計

F　動体視力トレーニング――脳の回転を速くして動きをとらえる効果が

動体視力は、スピードについていく視力です。

最近はスポーツブームです。子どもたちはサッカーや野球に夢中になって取り組んでいます。素早く見て素早く反応する、脳の回転力をアップします。

このときに動体視力で、成績が左右されていきます。

動体視力というのは、通常の一・五とか一・〇といった静止視力の、だいたい〇・七倍ぐらいだと思って間違いはありません。

たとえば、一・五の人でもスピードが一〇〇キロくらいだと一・〇前後の視力になるのです。

したがって、視力が〇・五以下になると、この動体視力は極端に落ちていくことになります。

最近、野球をしてもなかなかバットにボールが当たらない、スピードボールがキャッチしにくいといったようなことがあれば、素早くその難点を克服することができるのです。速い動きについていけるだけでなく、動いているものを見ても目が疲れにくくなります。

こんな子どもに効果的

・運動が苦手⬇速いボールや人のスピードについていけるようになります。
・動作が鈍い⬇素早く見て、素早く反応できるようになります。
・要領が悪い⬇脳の回転が速くなり、効率的な判断ができるようになります。
・すぐ人と反対の動きをする⬇相手の動きについていけるようになります。

1 車のナンバープレート当て

さあ、街に出てください。道路には車が走っています。できれば、高速で走っている車でやると、より効果が上がります。

車が通りすぎた瞬間にそのナンバープレートを見て、それを言い当てます。

繰り返すうちに、一瞬にしてそのナンバープレートを覚えることができるようになります。

2　特急（快速）に乗り駅名当て

電車なり新幹線に乗ってください。特急とか快速に乗ります。

そして通過駅を通りすぎるときに駅のプレートを一瞬見て、その駅名を当てていくのです。

そのときは見て覚えるというよりも、一瞬、写真撮りするような気持ちで目から脳にその駅名を焼きつけるようにします。

動体視力トレーニング

車のナンバープレート当て

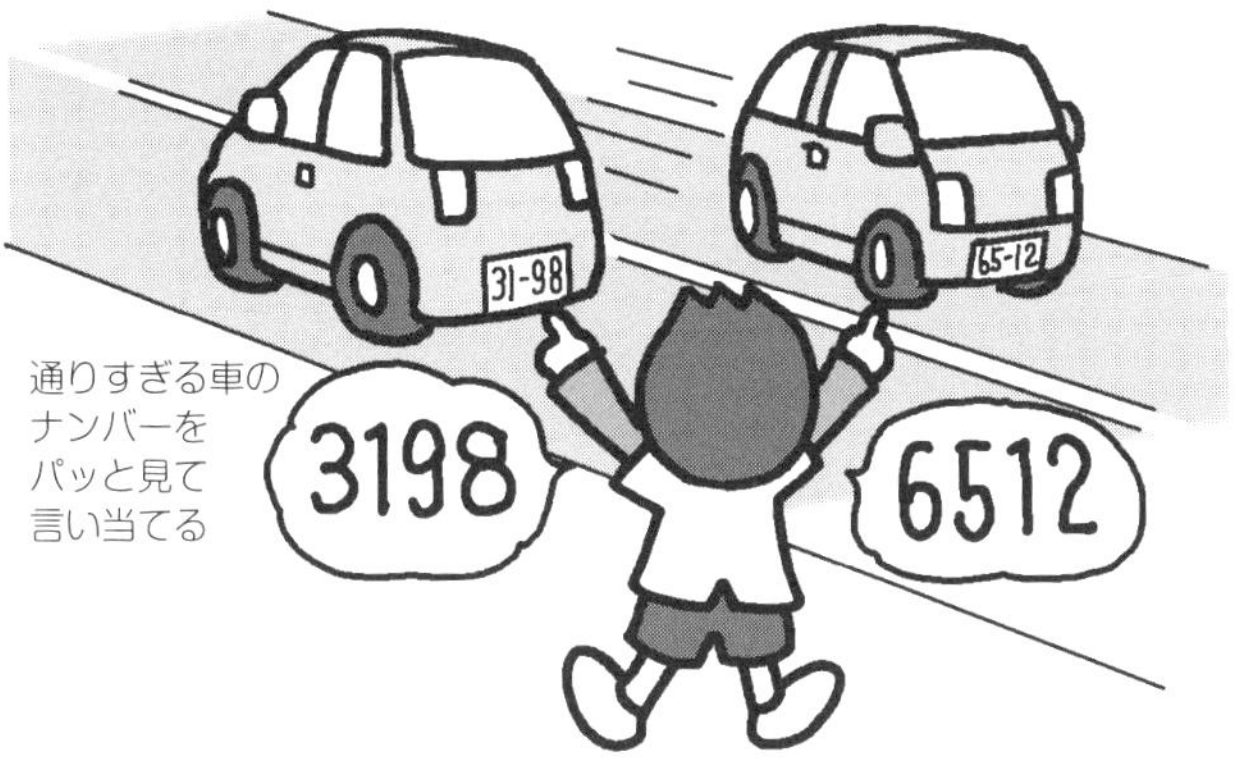

31-98
65-12
通りすぎる車のナンバーをパッと見て言い当てる
3198
6512

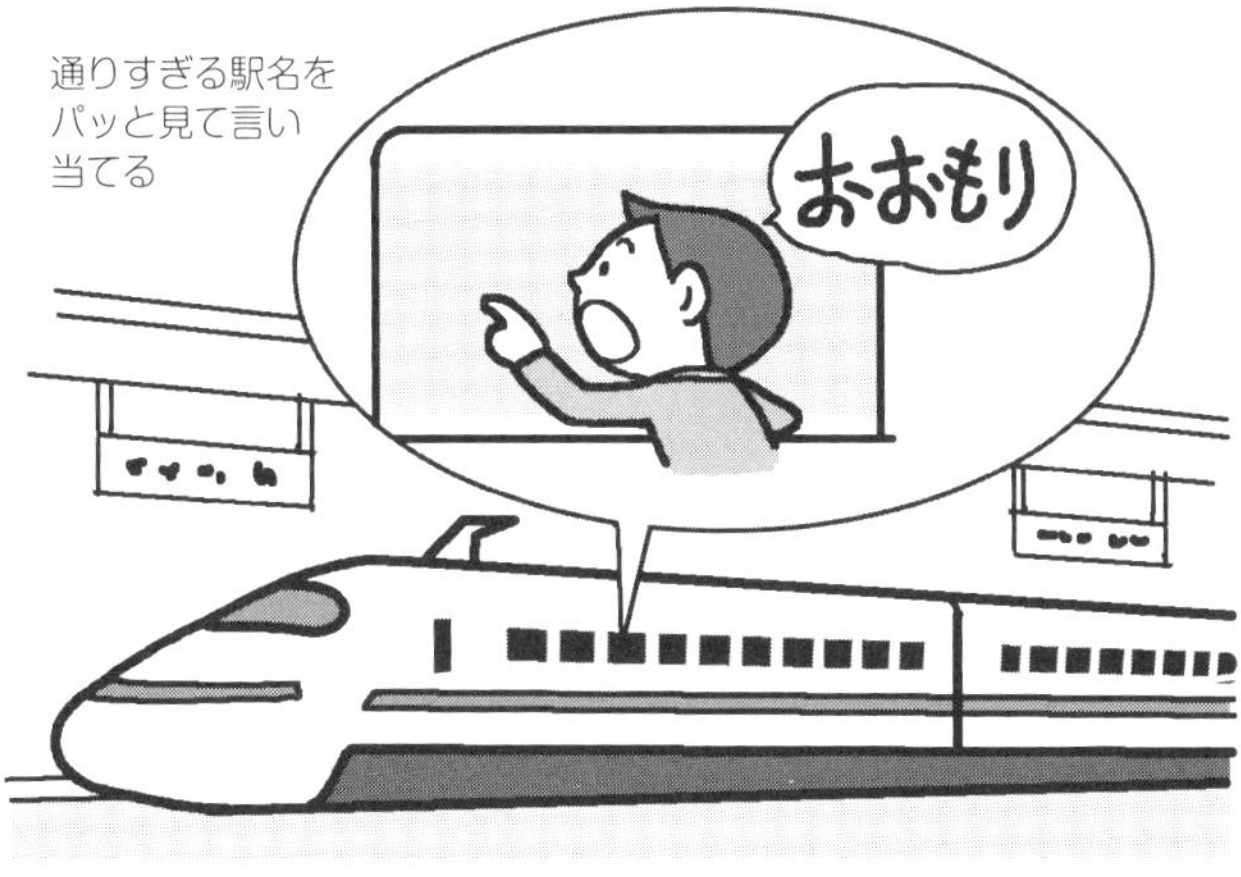

通りすぎる駅名をパッと見て言い当てる
おおもり

G　反射トレーニング――反射神経アップで、目と脳の連携を高める

反射というのは、「目と手の共同作業」ということです。

一般的に「反射神経が良い（悪い）」という言い方をします。見たものを行動に移すまでの時間を「反射」というのです。

この反射神経がよくないと、一般的には「グズだ」とか「鈍感だ」とか言われます。しかし、これはグズでも鈍感でもないのです。実は、見たものを行動に現すまでの時間が長いだけなのです。

昔は、大きな体をしていると、独活《うど》の大木《たいぼく》とか、大男総身《そうみ》に知恵が回りかね、などと言いました。いずれも体が大きいと、脳の命令が体の隅々に行くのに時間がかかるということです。

脳と体の反応スピードをアップさせるトレーニングだと思って励んでください。

こんな子どもに効果的

・動作が鈍い、言われて行動に移すのが遅い⬇反射神経アップに役立ちます。
・運動が苦手⬇脳と体の反応スピードが上がるため、運動神経がよくなります。
・手先が不器用である⬇見たものを手先・指先に素早く指令できるようになります。
・表情が乏しい⬇見て考えたことを表情に表せるようになります。
・表現力が乏しい⬇見て考えたことを体で表現できるようになります。
・何ごとにもだらしがない⬇見て考えたことを素早く行動に移せるようになります。

1 方向反応

上、下、右、左、右上、左下、左上、右下という八方向の矢印を目で見たあと、反射的に手で指さしたり、口に伝えていくトレーニングです。

①まず、見たままスピーディーにその方向を指さしてください。

②その反対方向を言葉で言い当ててください。
③その方向と九〇度右回りの方向を言ってください。
④最後に、その方向と左九〇度方向を言い当ててください。

2　あっち向いてホイ

これは二人ペアで行います。いわゆる「あっち向いてホイ」です。
①一方の人があっち向いてホイを指でさして、その方向にまずは顔を向けます。
②次に、あっち向いてホイの反対方向を顔でさし示します。
③最後に、言葉のあっち向いてホイをやります。一方の人が「上」と言ったら反対の人は下を向き、「右上」と言ったら左下を向き、「左」と言ったら右を向くというように、言葉であっち向いてホイをしていきます。

反射トレーニング1

方向反応

①右上から順に、矢印の方向を指でさしていこう。
②それぞれの矢印の反対方向を「下」「上」…と、口に出して答えていこう。
③それぞれの矢印の90度右の方向を「右」「左」…と、口に出して答えていこう。
④それぞれの矢印の90度左の方向を「左」「右」…と、口に出して答えていこう。

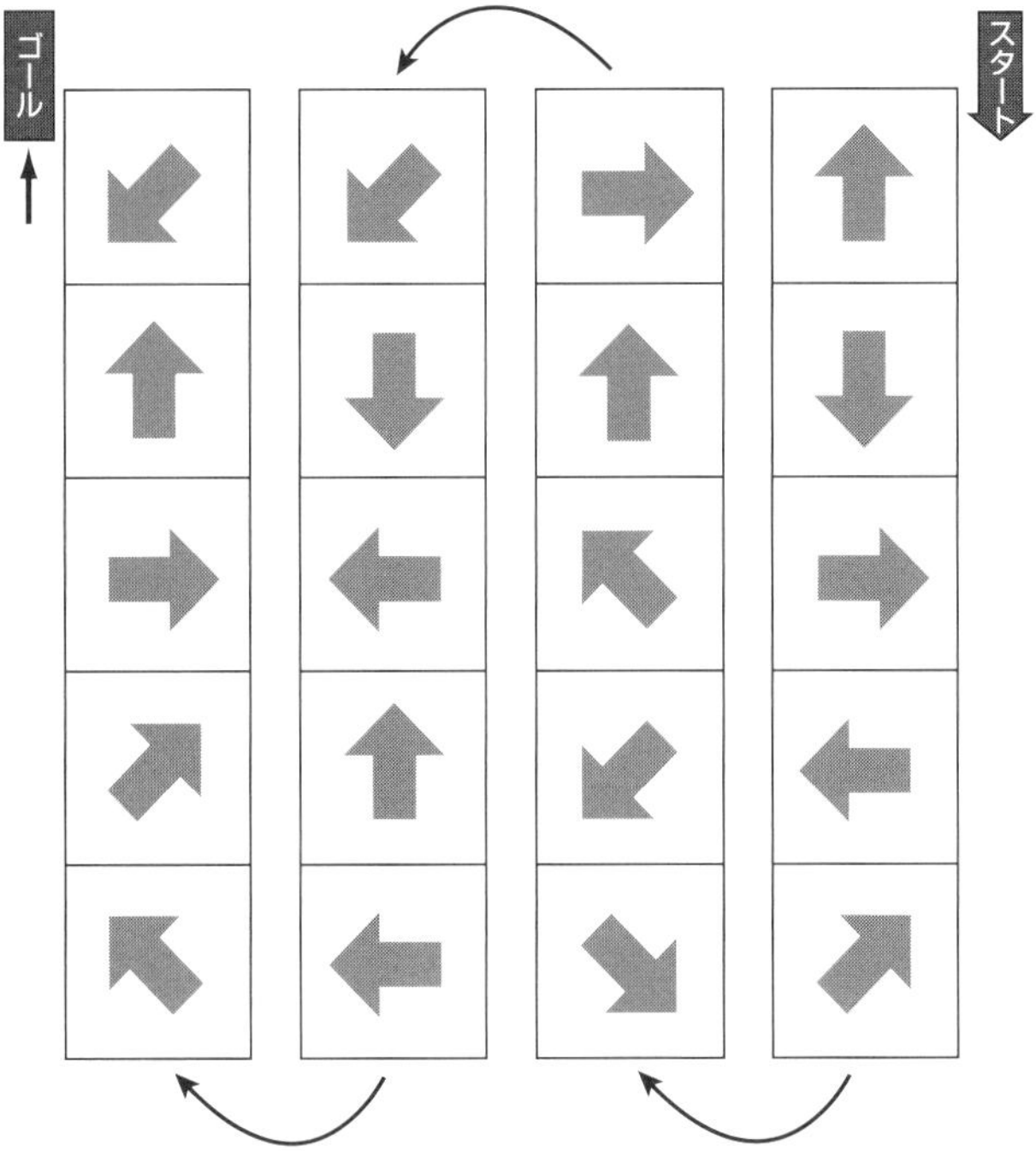

Point

できるだけ早く答えられるようにすること。

反射トレーニング２

あっちむいてホイ

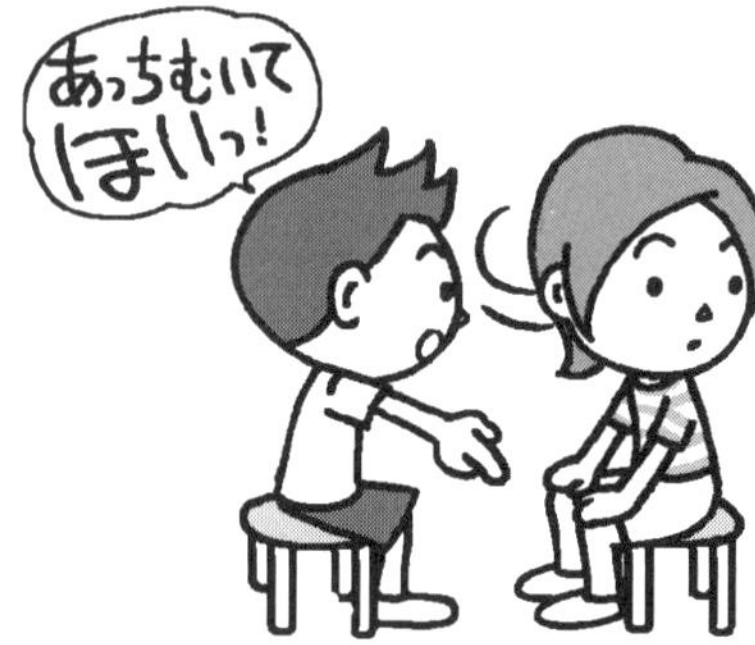
あっちむいて
ほいっ!

①指さした方向に向ける

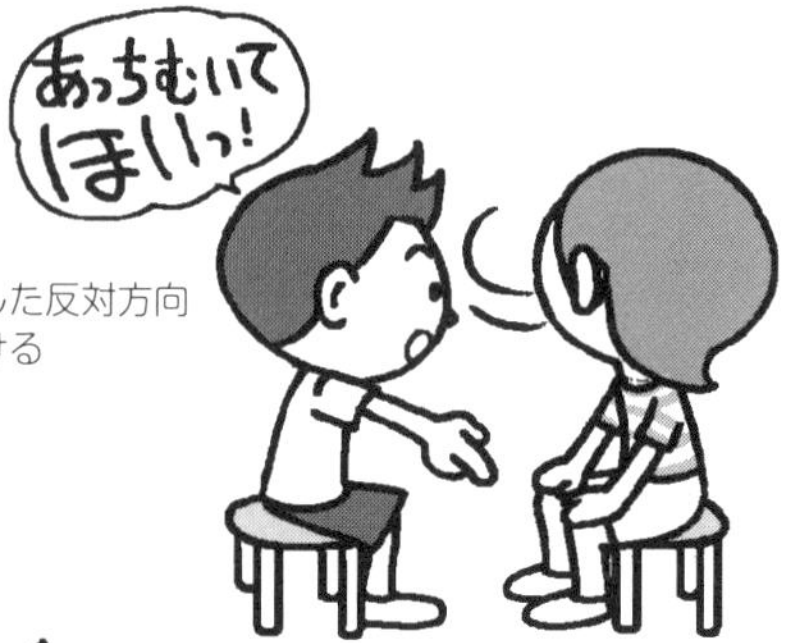
あっちむいて
ほいっ!

②指さした反対方向に向ける

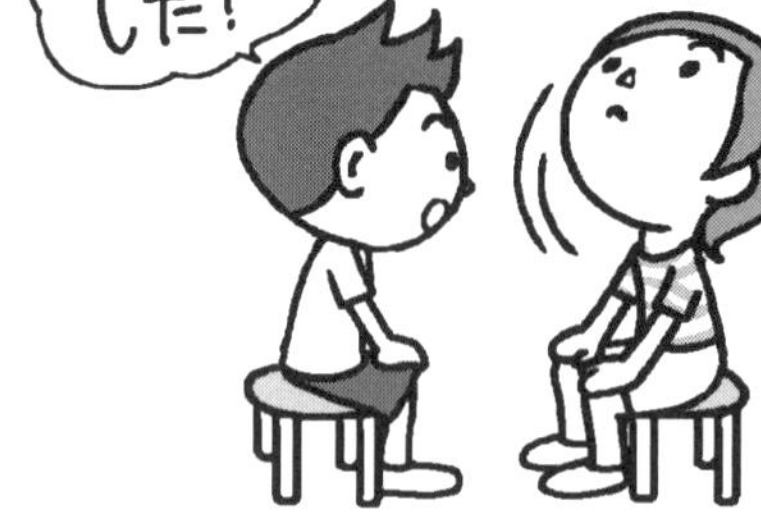
あっちむいて
した!

③言った先の反対方向に向ける

コラム 現代の子どもの目と脳の特徴

A 独眼流政宗状態の目と脳

最近は、子どもを一〇人カウンセリングすると、九人までが片目でものを見る習慣を身につけています。どうしたことでしょう。

人間の目は二つあります。二つあることには意味があるのです。それは、両目で協力してものを見なさいということです。両目でバランスよくものを見ることを「両眼視機能」といいます。

両眼視機能には、①同時視（右目と左目が同時に同じものを見ること）②融像視（両目で見たものを脳で一つに融像させること）③立体視（立体的に距離感を把握していく力）の三つがあります。

この両眼視がうまく働いてこそ人間はものをラクに見ることができるのです。この両眼視機能がうまく働かないと、頭痛や肩こりや目の疲労が強く表れるという特徴があります。

片目でものを見る理由は、生活が平面的であるということではないでしょうか。

狭い部屋でテレビを見て、ゲームをし、マンガを読み、読書をし、というふうに、すべて二次元平面画像を見ています。平面は片目で見続けるほうがラクなのです。

加えて、姿勢が悪い子どもたちがとても増えています。寝転がってテレビを見たり、ゲームをするにも姿勢を崩して見ている例も多く見られます。こういう生活を積み重ねていくと、どちらか優位な目でものを見てしまうということが固定されるのです。

昔は、学校の先生も親も姿勢を厳しく言いました。また、テレビも時間を制限し、短時間しか見せてもらえませんでした。ところが今は、テレビはつけっ放しにし、姿勢も注意する人がいないのです。片目でものを見る習慣を持つことが当たり前になりました。

両目から入った像は脳に行き、脳梁というところで左右の情報交換をし、考え方をまとめます。

したがって、片目でものを見る習慣があると、左右の脳にバランスよく情報が行かなくなり、その情報交換ができなくなります。

簡単に言えば、考え方がまとまりにくくなるのです。このような状態を続けていくと、考えることが面倒くさくなってしまいます。

片目でものを見る子どもの弊害として、次に挙げられるのが、「偏屈になりやすい」「好き嫌いが激しい」ということです。

片目からの情報を主体にものを見るから、どうしても考え方が一方通行になりがちです。人の考えを受けつけないような、偏屈な性格になります。

人間は、右の考えも左の考えもうまく混ぜ合わせてまとめていくものです。それが、片方の意見しか聞かないのですから、どうしても、こだわりが強くなり、偏屈で好き嫌いが激しくなります。

次に、立体感が把握できないので、距離感が把握しづらくなります。

ものによくぶつかったり、転んだりします。スポーツでいえば、球技でも、距離感が把握できないので、ボールが顔に当たったり、ものが追えなかったりするわけです。

本人としては、〝なんで、ぼくはスポーツがヘタなんだ〟とか、〝運動神経が悪い〟と考えますが、本当の原因は、片目でものを見る習慣にあるのです。

奥行きを感じとれないので、ものの考え方にも深みが出てきません。

肉体的な弊害としては、頭痛・肩こり・目の疲労を訴えます。

昔であれば、子どもの肩こりはありませんでした。また、子どもが頭痛を訴えるのは、病的なもの以外ではあまり考えられなかったのです。

最近では、目の疲れから目薬を頻繁にさす子どもも増えています。これらを病気と勘違いして、親は病院に連れて行きますが、ほとんどのケースは異常なしと言われています。

頭痛・肩こり・目の疲労があり、眼科や脳外科で異常なしと言われたものの大半は、片目でものを見る習慣からくる弊害と思って間違いありません。また、体も疲れやすい傾向があります。

両眼視機能とは、ひと言で言えば、〝バランス感覚〟です。人間は、三半規官でバランスをとりますが、それにも影響を与え、逆に、その機能が不全だと肉体的なアンバランスも起きやすいのです。

バランス感覚の不良は衣食住全体に起こってきます。着るものも、サイズのアンバランス、色のアンバランス、見た目のアンバランスが起こります。

食べ物でも、偏食が起き、バランスよく栄養をとることができません。ファストフードばかり食べたりします。

住の面では、広い・狭いや、明るい・暗い

や、寒い・暑いがアンバランスになります。

記憶することに関しても、両目から入った情報を脳がまとめて融像し、記憶していきます。したがって、記憶することが難しくなります。

そして、視野も半分しか使えませんから、情報量が極端に少なくなってしまうという弊害も出てきます。潜在能力の半分しか使えなくなるのです。

B　何を考えているのかわからない状態の目と脳

今の子どもは、ランドルト環の穴が開いている方向を言葉で言えなかったり、反対に言ったり、指で方向を示してもらっても、言っている方向と示す方向が違ったりします。私はこれを認識障害と名づけました。

最近では、一八歳未満の子どもたちの約七割を占めるようになりました。これは、目と脳のバランスの乱れから起きていると考えられます。

考えをまとめることができず、行動ができない状態です。考え方や行動にチグハグさを感じます。考えた通りに行動できないのです。

目のアンバランスが、脳のアンバランスを引き起こし、体のアンバランスにつながっていきます。

このような状態で、いくら優秀な塾へ行こうと成績が上がるわけがありません。

大切なことは、勉強をたくさんすることではなく、その基本である目と脳を正常化し、勉強が楽しくできる下地を作ることです。

C　落ち着きのない目と脳、とくに遠視・斜視・弱視

目が悪くて相談に来る子どものほとんど

が、チョロチョロと落ち着きのない子です。これは、落ち着きのない性格であるという以前に、目が悪いということが原因です。

最大の難点は、ピントが合わないことです。ものを見たときにピントが合うから、じっとしていられるのです。ピントが合わないということは、なんとか情報を収集しようとしますから、キョロキョロします。当然、キョロキョロするということは、チョロチョロすることにつながるのです。

人間は、情報がしっかり把握でき、判断力が働けば、落ち着いていられます。これは子どもだけに限りません。たとえば、パニックが起こる事態のとき、情報がたくさん入り、判断できると落ち着いて対応ができます。反対に、パニックになって、思わず失神したりする人は、何をしていいか分からなくなるのです。

この〝何をしていいか分からない状態〟が落ち着きのなさにつながるのです。

したがって、親が子どもに「じっとしていなさい」とか、「なにチョロチョロしてんの」とか言わないで、「目が悪いんだね。目を治せば落ち着いていられるね。よかったね」というように、何を治せば落ち着けるかを教えていくことが大切です。

次に遠視の目と脳です。子どもの遠視は見逃してはいけません。放置すると、先ほど述べた片目でものを見る生活習慣や認識障害を持ったまま大人になってしまうからです。

子どもの遠視は、眼科ではなす術《すべ》がないので、あきらめているケースがほとんどです。メガネをかけてアイパッチをしておしまいですが、これだけでは治せません。また、親は目のいい人が多いので、子どもの状態を把握することができません。

生活の中で、「なんであれが見えないの?」というように叱りつけている親御さんを多く見かけます。したがって、子どもの側からすると、親に理解されないという不信感をほとんどの子どもが持っています。

また、いくつか回った眼科で「治すのは難しいです」と首を傾げられていますので、あきらめの気持ちが子どもの脳の中にも育っていきます。

遠視の目は、普通の人よりはるかに調節力を酷使します。したがって、目が普通の人の二倍～五倍ぐらい疲れているのが通常です。

また、片目でものを見る生活習慣や、認識障害のある子が多いので、ものを記憶するという働きがあまり発達していないものです。

勉強やスポーツがどうしても苦手になります。

また、じっと我慢して集中できないので、まわりからは、常にキョロキョロと落ち着きがない、と見られます。いつも「静かにしていなさい」と注意されます。親からも理解されず、まわりからも問題児と見られる子が多いのです。

また、それに加えて、斜視があったり弱視があったりすると、問題が複雑化します。

遠視は、内斜視を伴うことが多いのですが、見た目がどうしても不自然なので、本人も劣等感を持ちます。

また、弱視といって、メガネやコンタクトをしても視力が〇・三以上出ないケースでは、将来の視力に対する不安が、頭をもたげてきます。

ただし、ご安心ください。眼科で弱視と言われて私のところに来られる人の八～九割は視力が回復します。

D　見ているようで見ていない目と脳

どこの学校でもかまいません。下校時刻になって校門の近くで待機します。子どもたちが下校するときに反対方向に向かって歩きます。たとえば三〇人とすれ違うとします。面白いことが体験できます。

三〇人中一〇人ぐらいがぶつかってきます。

最近の子どもたちは一応前を向いて歩いていますが、目の前のことに注意を向けていません。見ているようで見ていないのです。目は開いていますが、情報が脳に伝わってない状態です。脳が休止しているのです。

姿勢を正して少し上向き加減になると、前方五〇メートルぐらいははっきり見えるのですが、最近の子どもは目の前二、三メートルぐらいにしか注意が向いていないのです。したがって、見ているようで見ていないのです。

昔からよく「近視眼的な見方」と言いますが、その言葉がぴったり当てはまるような行動様式をとっているのです。

Ｐ60の答え　島の向き、怪獣の角、煙、右下の草
Ｐ62の答え　噴水のしずく、魚、親ゾウのしっぽ、右下の草
Ｐ64の答え　キャンディーの向き、キャラメルの向き、帽子、机の長さ

第3章

集中力・記憶力を鍛えて、さらに目がよくなる

脳の中の視力「脳内視力」の発見

前章では、目のトレーニングを通して、脳の情報処理能力を上げることにより、視力をアップする方法を紹介しました。

この章では、反対に、脳のトレーニングで視力をアップする方法を紹介します。

おさらいになりますが、目と脳は一心同体で、「見る」という行為は、目と脳の連携プレーで行われています。

目から入った光が脳に行き、それを脳が解釈すると同時に、脳からも目に指令を出すという双方向で成り立っている——目と脳のフィードバック・コントロールシステムなのです。

したがって、目から脳を鍛え、脳から目を鍛えることが可能です。

また、脳を鍛えることによって、集中力、記憶力、想像力といった「脳内視力」を強化できます。

「脳内視力」という言葉を初めて耳にされる人も多いかもしれません。

アニメやビデオなど、動画をコマ送りにすると、一枚一枚は少しずつ動きが違う「静止画像」だということがわかると思います。当たり前のことですが、脳の力で動画に見えるだけで、もともと「動画」を見ているわけではないのです。

少しだけ違う画像を連続して見せられると、脳が勝手に動いたと判断し、自動的に「足りない映像を補って」動いているように見せるわけです。この脳の中の視力を、私は「脳内視力」と呼んでいます。

ほかにも、目の錯覚を利用した遊びやトリックも「脳内視力」を利用しています。見方によっては老婆にも少女にも見える絵、黒地と白地で注目する部分によって違って見える図形等々……ここでは一つひとつ紹介しませんが、同じ長さの線なのに、両端の「く」の向きで違って見えたりします。<―>も>―<も―の部分は同じ長さ……皆さんも、子どものころ納得できずに定規で計った経験があるのではないでしょうか。

脳の「見る力」で、ここまで違って見えるのです。

目の働きが低下していると、目から入ってくる情報が少ないかボンヤリしていて、本来なら見えないはずです。ところが、脳が足りない情報を補えたら、すなわち「脳内視力」が高ければ、見えるようになるのです。

そして、この「脳内視力」は、視力をアップさせる効果だけではありません。直接、脳に作用して、記憶力、集中力、想像力、クリエイティビティを高める効果があります。

したがって、脳内視力は学力や運動能力だけでなく、人間関係の改善など、人生の諸問題に関係する〝生きる力〟だと私は考えています。

では、「集中力」「記憶力」「想像力」の三つの脳のトレーニングをご紹介します。

いつ行ってもいいものばかりですが、脳が「見る気」を出している状態のほうが効果的ですので、第2章のトレーニングをやった直後に行うとよいでしょう。

A　集中力トレーニング

ものごとに集中して時間を忘れた経験はありませんか。このように、集中すると、脳にある「感覚」が変化します。

視覚も感覚の一つですから、集中力を鍛えることによって潜在的な視覚を変化させることができます。

集中してものを見ると、見たもののまわりが光り輝いて見えたり、見たものが大きく見えたり、濃く見えたり、はっきり見えたりします。

その状態を繰り返していくことで、不思議なことに脳の中にはっきり見える力が養成されるのです。

1 黒丸トレーニング

本書付録（視力アップ表の裏）の「黒丸トレーニング」用カードを使います。まず、付録の視力アップ表を見て、トレーニング前の見え方を確認しておきます。

①まず、黒丸をジーッと二分間ほど見つめてください。

②その後、もう一度視力アップ表を見ると、はっきり明るく見えてくるはずです。集中することにより視覚が変化し、ものが明るく、くっきり見えてきます。視力アップ表の上から徐々に下のほうに視点を移動して見える範囲を広げていきます。

③次に黒丸を二分間見ます。そのとき、大きく「はっきり見える」と考えながら集中し

てください。

④その後にもう一度視力アップ表を見ると、視力表の輪が大きくはっきり見えてくることに気づくはずです。

⑤さらに、視力アップ表を上から下へとゆっくり見ていくと、見える範囲が広がっていることでしょう。

不思議なことのように思われますが、これが脳内視力のパワーです。

脳に「はっきり見える」感覚を覚え込ませ、はっきり見えるという意識（指令）を送ることで、実際にはっきり大きく脳の中で映像化されていくのです。

2　赤丸トレーニング

付録の「赤丸トレーニング」用カードを使います。

①この赤丸をジーッと二分間見続けてください。

②その後、白い壁か白い紙を見ると、赤の補色である緑色の丸がボーッと浮き上がって

くるはずです。これをできるだけ長い時間維持するようにしてください。

これは脳の残像機能を利用したトレーニングです。

目で見たものは脳が残像する働きを持っています。この残像機能を高めることが脳の活性化につながるのです。

また、集中力だけでなく、記憶力の強化にも役立ちます。

残像とは、脳が像を記憶して残している状態ですから、色やイメージを記憶し続ける訓練によって、素早くものを見て覚えることができるようになります。

3 ライトトレーニング

懐中電灯を一個用意してください。

はじめに左目を閉じて、懐中電灯で左目を照らします。右目は開けたままにして視力アップ表を眺めていきます。

すると、どうでしょう?

視力アップ表が除々に明るくはっきり見えてきます（メガネやコンタクトをしている人は、つけたまま行ってください）。

これは、光の刺激が脳の中を駆け巡り、いろいろな場所を刺激し、活性化したためです。そして視力表に集中することで集中効果が倍増するのです。

光の刺激と集中の感覚変化により、ものが大きくはっきり見えてくるようになります。

二〜三度行ったら、今度は反対の目でも同じことをしてください。

このトレーニングは両目がアンバランスになっている不同視の人にとくに有効です。右脳と左脳の間に「脳梁《のうりょう》」という部位があり、ここで左右の脳の情報交換をしています。その滞りを取り除いてくれます。

集中力トレーニング3

ライトトレーニング

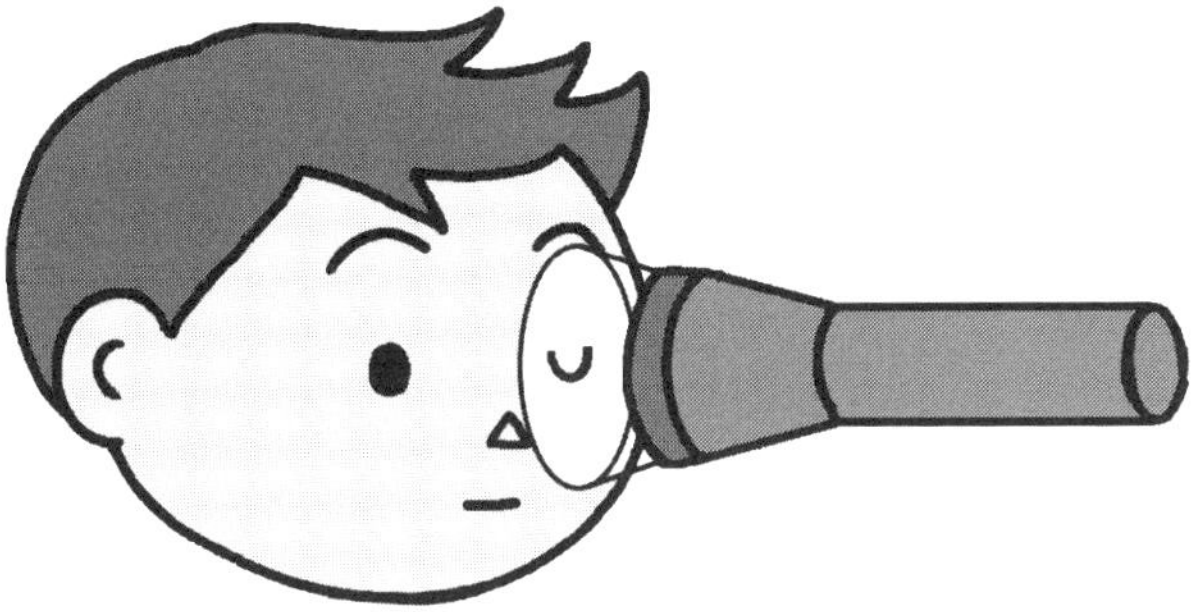

片目を閉じたままライトを照らす

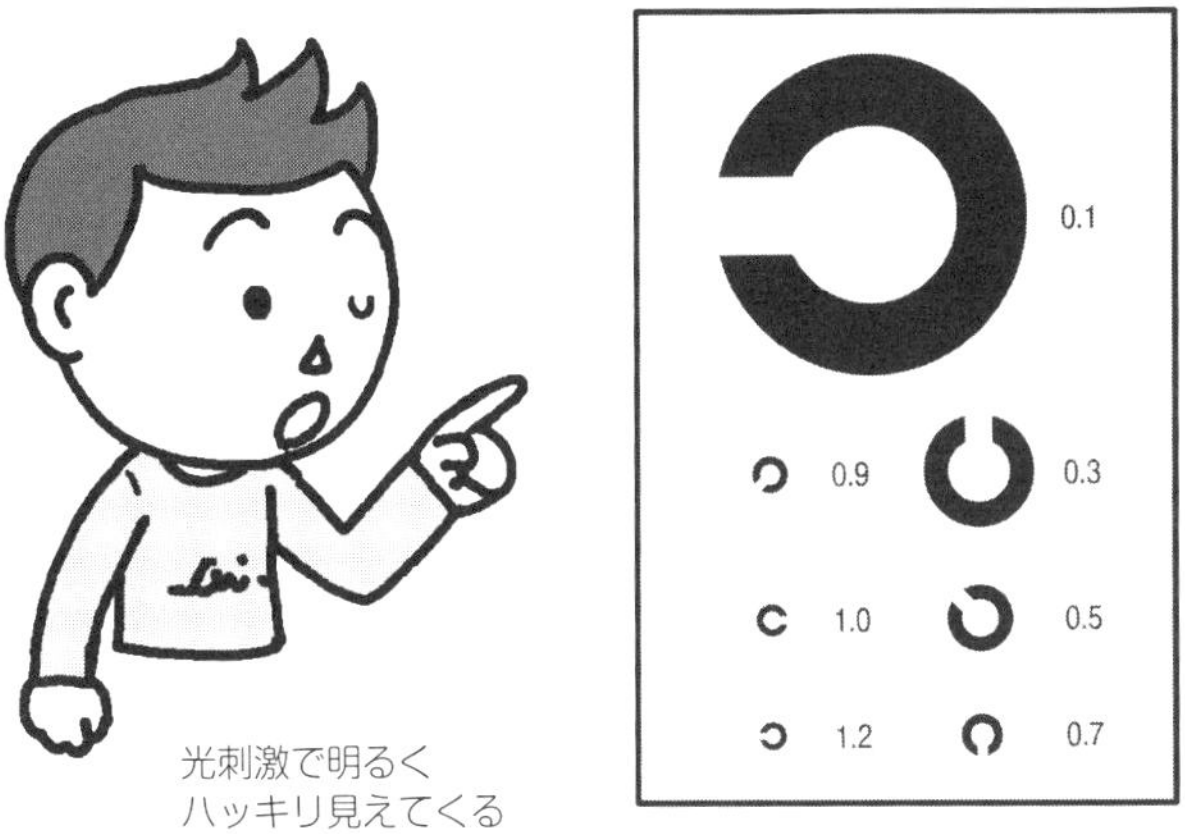

光刺激で明るく
ハッキリ見えてくる

B　記憶力トレーニング

記憶力には記銘力（覚える、情報を脳の中に入力する）・把持力《はじ》（記憶し続ける、入れた情報を保つ）・再生力（思い出す、入れ込んだ情報を出力する）の三つがあります。

視力の観点から、とくに大切なのは「再生力」です。潜在意識の中に埋もれている情報の中に、子どもが昔はっきり見えたときの潜在視力が入っています。これを再生力で引っ張り出し、脳から目に伝えるのです。

記憶力の再生力を使って、脳から視力回復してみましょう。

1　ストーリートレーニング

次の文章を読んで覚えてください。

今日は七月二八日金曜日。午後一時半です。気温は三三度です。とても蒸し暑い日です。健太郎は外から帰ってきてうがいをし、手を洗っておやつのドーナツを食べました。喉《のど》が渇いたので一緒にスイカを食べました。ふと、テレビに目が行ったのでスイッチを入れるとNHKで午後のニュースをやっていました。円高が進み、一ドル九一円になっていました。健太郎はそのことをお母さんに伝えると、お母さんは「わぁ、素晴らしいわ！　これでこの冬、ハワイに行こう！」ということになりました。ハワイ島のコナではおいしいコーヒーを売っているのです。このコーヒーを家族で飲みに行こうということになりました。健太郎の休みが始まる、一二月二四日の夜九時の便で発《た》つことになりました。飛行機はANAの九五三便です。今から楽しみです。

以下の質問に答えてください（前の文を戻って読んではいけません）。

①　文中での〝今日〟とは何月何日、そして何時でしたか。

②健太郎という言葉は何回出てきましたか。
③文中での〝今日〟の気温は何度でしたか。
④テレビは何チャンネルを映しましたか。
⑤円高は一ドル何円だったでしょうか。
⑥家族でどこに行くことになりましたか。
⑦旅行先で家族は何を飲もうとしていますか。
⑧出発は何月何日何時の便でしょうか。
⑨フライトはＡＮＡですか。ＪＡＬですか。

2　数字記憶法

一二二ページにある三桁から一〇桁までの数字を一行ずつ覚えていきます。
覚えた数字を書き出してください。
さて、何桁まで覚えられたでしょうか。

七桁まで正確に答えられた人はＯＫですが、それ以下の人はもう一度練習をしてみましょう。

3 イメージ遠方

付録の視力アップ表を使います。まず、視力アップ表の環を見て、目を閉じます。そして三秒たったら、もう一度同じところをパッと見ます。

最初に見た輪の形と、もう一度見た輪の形が一致したでしょうか。

これが一瞬ぶれたり見えたり、位置がずれていた場合は失格です。一番上ができたら二番目、二番目ができたら三番目というように、徐々に下に下りていきます。

目で見たものを脳に一回インプットし、それをもう一度蘇《よみがえ》らせてアウトプットする、記憶の中の再生力のトレーニングです。

記憶力をトレーニングすることで、脳の中の視力を高めることができます。

記憶力トレーニング

数字記憶法

数字を1行ずつ覚えて、書き出してみよう。
何ケタまで記憶できるか。

3ケタ	2 3 3
4ケタ	5 7 0 2
5ケタ	4 1 2 8 4
6ケタ	8 3 0 3 0 5
7ケタ	7 2 1 4 4 7 5
8ケタ	7 5 8 1 0 4 3 0
9ケタ	1 8 5 5 2 7 4 0 2
10ケタ	3 5 3 2 7 5 8 4 8 1

C 想像力トレーニング

想像力のことを私は「未来視力」とも呼んでいます。

想像力を、過去に見たものから未来を見る力と考えれば、納得していただけるのではないでしょうか。

この想像力を鍛えることによって、脳を活性化するだけでなく、視力を回復することができます。

想像力を使うときのコツは、脳に「断定型」で伝えること、すなわち「結果」を想像することです。

一例を挙げてみましょう。

たとえば、視力を回復させたいなら、視力が回復した自分を想像するのです。

「これから視力がよくなるのかな……」

「よくならなかったらどうしようかな……」

という不安を脳の中のスクリーンに描いてはいけません。

「視力が回復した！」

と、未来に向けて、視力が回復した自分を脳の中で明瞭に見ていくのです。

1　おもちゃ箱づくり

組み立てると、見本のおもちゃ箱になるものが一つあります。探し出してください。

一つひとつの平面図を見比べて行うのではなく、まず、頭の中で見本のおもちゃ箱を平面に展開した図を想像し、脳に焼きつけてから、照らし合わせていくのがコツです。

想像力だけでなく、絵や図を認識する力や、違いを識別する力が向上し、脳内視力アップにつながります。

想像力トレーニング1

おもちゃ箱づくり

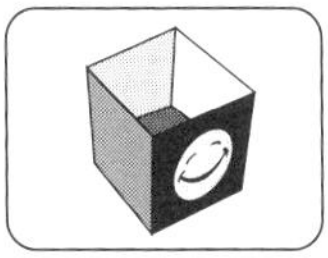

下の絵の中から、組み立てると左の箱の状態になるものがひとつあります。探し出してください（展開図は裏面も同じ色です）。

A

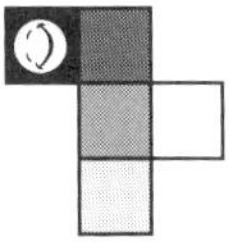

B

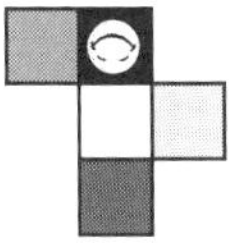

C

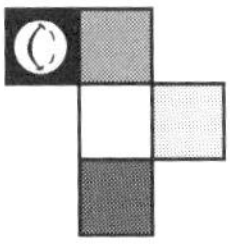

D

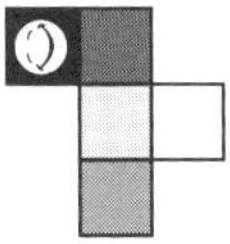

E

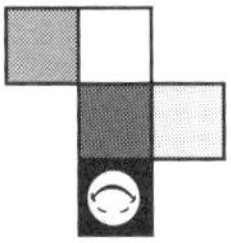

F

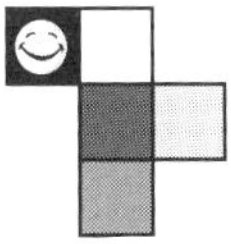

G

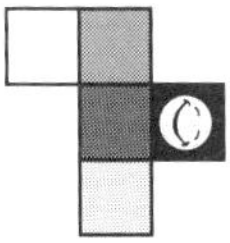

H

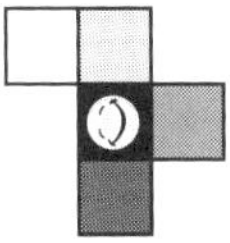

I

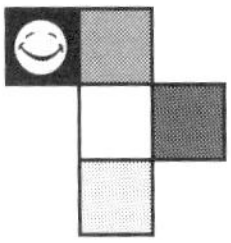

J

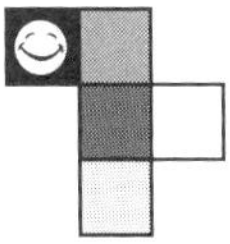

K

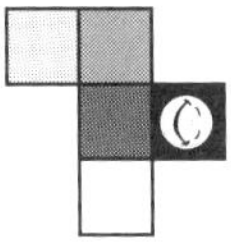

L

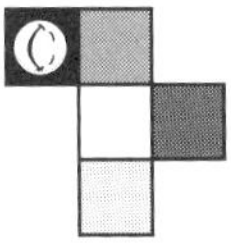

Point

見本の箱の展開図を頭にイメージしてから照らし合わせていくのがコツ。

答え　F

2　走り高跳びトレーニング

A君がまさに走り高跳びをしようとしています。身長は一六〇センチです。中学三年生です。バーの高さは身長と同じ一六〇センチです。さて、どの場所で踏み切りをすれば、このバーはクリアできるでしょうか。踏切位置を×で示してください。

3　ビジュアリゼーション・トレーニング

視力が回復して、メガネやコンタクトを外して捨てている姿を想像してください。

もう一つ、目がよくなって成績が上がって一番になった姿を想像します。

そのとき重要なことは、「視力が回復してしまった」「成績が一番になってしまった」と過去形で断定的に考えることです。

そうなるかどうかを詮索してはいけません。素直に「目が治って成績が一番になったぞ、

想像力トレーニング２

走り高跳びトレーニング

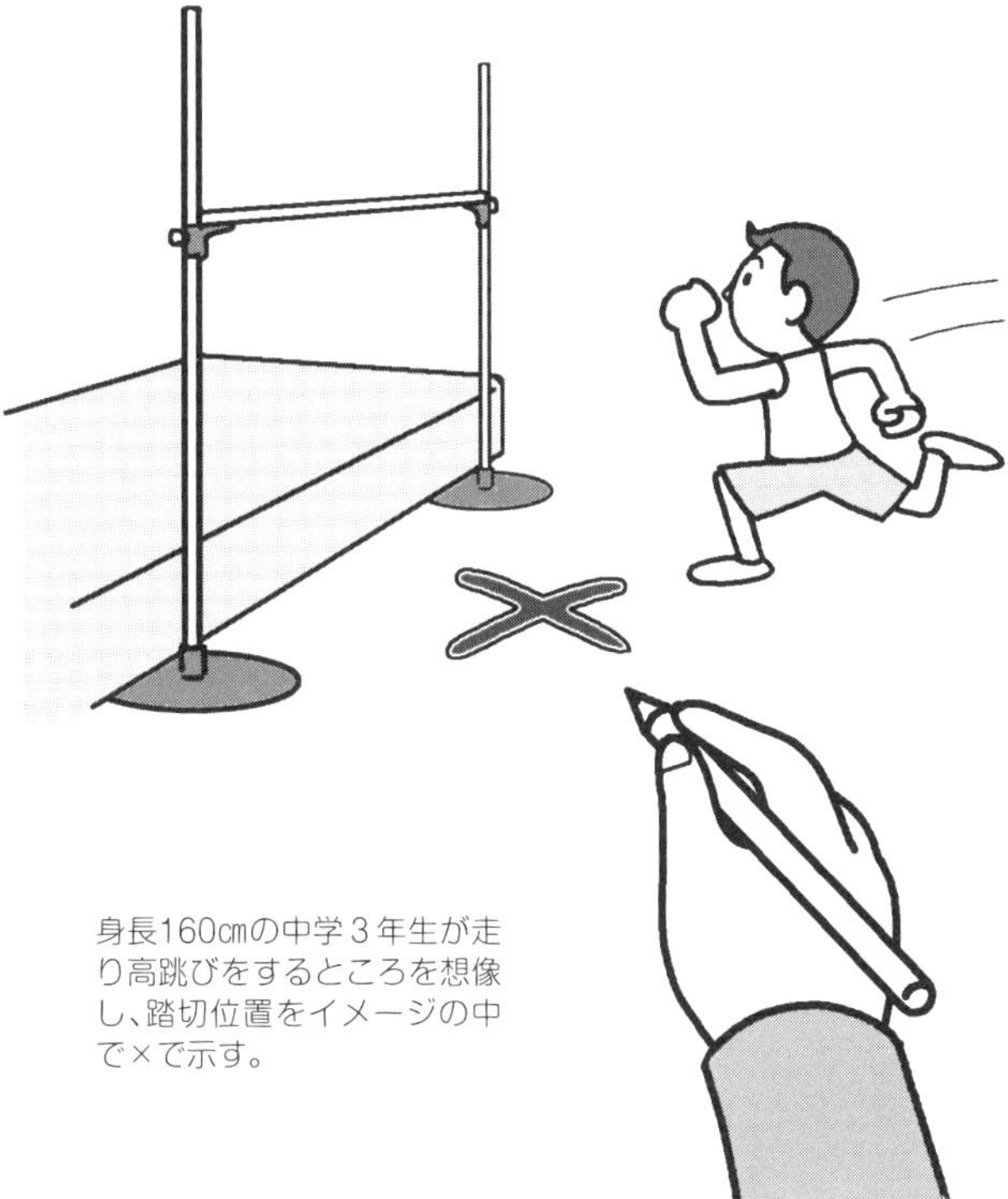

身長160㎝の中学３年生が走り高跳びをするところを想像し、踏切位置をイメージの中で×で示す。

うれしいな」という気持ちでトライしてください。素直であればあるほど、最初から明瞭にその姿が見えるはずです。

もし、なかなかその姿が出てこない場合は、自分が自分の不安感で打ち消しているだけですから、その不安を切り捨てていくことです。

いかがでしょうか。〝ビジョン〟（Ｖｉｓｉｏｎ）の意味には、視力回復の分野のほか、夢や目標を実現するという分野もあります。

昔の人はこれを「目は心の窓」と言いました。〝見る〟ということは、単に見るだけではなく、脳と心の面を含むということなのです。

クラーク博士が「少年よ、大志を抱け」というのは、この「大志」（Ｖｉｓｉｏｎ）を持てということです。この分野が、私の言う「脳内視力」なのです。

目と脳と潜在能力というのは一体です。目を鍛え、また、脳を鍛えれば、脳内視力が回復していき、潜在能力がどんどん湧いてくるのです。情報が潜在意識の中にどんどんインプットされ、自由に引き出せるようになります。

コラム　脳にいい見方、悪い見方

一般の人は口から入る食べ物に関しては、これは食べてもいいものだろうか、あるいは栄養になるかどうか、添加物や農薬が入っていないだろうかと、とても慎重に吟味します。

それに対し、目から入る見るものに関しては、ほとんど注意が払われていないのが現実ではないでしょうか。

口から食べたものが体の栄養になるように、目から入る見たものは脳と心の栄養になるのです。

情報の九〇%以上は目から入ります。目は一秒に四三〇万ビットもの刺激を受けます。ひらがな一文字が五ビットですから、一秒間に約八六万文字の情報が脳に入ってくるのです。その情報を心が印象として受け入れ、脳が記憶として定着します。

耳も一秒間に約八〇〇〇ビットの情報刺激を受け入れます。約一六〇〇字の情報を受け入れるわけです。

人間はこのようにして五感から刺激を受けて、これらの情報をもとに自分の考え方を組み立てるのです。

そこで、何を見るか、何を聞くかということが、とても大事になります。

テレビの番組やニュースで殺人事件、汚職や偽装の情報を目や耳で聞くということは、マイナスの栄養を取り込んでいるということです。したがって、マイナスな動きがその後に出てくるのは当然のことです。

最近の子どもたちが突然キレたりするのは、テレビやテレビゲーム、インターネットや雑誌などから自分にとってマイナスな情報をたくさん取り込んでいるせいだと推測することができます。

　別の観点から言えば、いい視力で素晴らしい情報を脳に定着させる、あるいは、美しい自然を見るといったようなことが脳と心の栄養なのです。

　人間は見たものをそのまま見ているのではありません。今見たものも当然、脳の前頭葉に映像化されます。これが「現在視力」です。これに対して、もう一つ、過去に見た記憶が前頭葉に映像化されます。これを「過去視力」といいます。

　したがって、現在視力と過去視力を前頭葉に映像化して、ものを見ているのです。ものは目ではなく、前頭葉が見ているのです。

　しかし、ゲーム機などで、あまりにスピードの速いものを見ると、刺激反応パターンだけが脳に作られ、前頭葉を素通りしてものを見るようになるのです。すなわち、脳を使わないでものを見ていることになります。最近の子どもたちが、思考停止し、指示待ち軍団といわれるように、言われたことしかできなくなるのは、その弊害です。

　これに対し、ゆっくり見て、ゆっくり考えていくと、前頭葉を使います。脳がよくなるものの見方です。脳の中で一番大切な前頭葉をうまく使う見方は、ゆっくりものを見ることです。

　学力低下問題、意欲（やる気）低下問題、また、運動能力の低下問題が子どもの三大問題として取り上げられていますが、これは、情報が前頭葉を素通りしているということに問題があるように思います。

第4章

潜在能力を伸ばす視力トレーニング、驚きの実例

成績まで上がった！

視力トレーニングを実践した子どもたちは、なぜ面白いように成績が上がるのか

「おかげさまで視力がよくなりました。成績まで上がったんです」

「メガネを外せました。引っ込みじあんだったのに、積極的な性格に変わったんですよ」

私のところに来る人たちは、トレーニングを続けた結果、視力が回復するだけではありません。

眼科で「よくはならない」と見放されていた子どもの視力が回復するだけでも奇跡的なことですが、「成績がトップになった」「運動能力が上がった」「志望校に合格した」「性格が明るくなった」「夢が叶った」などなど、全国からさまざまな感謝の報告、手紙が届いているのです。

ここまで読んでこられた人には、その理由がもうおわかりかと思います。

視力が低下すると、情報が目を通じて脳に入ってきませんので、情報処理ができず、行

動を起こせなくなります。

勉強も情報を入れて情報処理し、それを行動に結びつける行為です。そのため、視力が低下すれば、脳の働きが低下し、勉強できなくなります。

繰り返しますが、発生学的には目は脳から生まれ、目は脳そのものといえます。

本書の方法で目の働きがよくなり、脳の働きがよくなると、「脳内視力」（インナービジョン）である集中力、記憶力、想像力などが飛躍的に向上します。自然に学力がアップし、運動能力が高まります。

また、「目は心の窓」というように、目がよくなれば、心の状態もよくなり、元気ハツラツな心境になっていきます。自然と体調もよくなり、体力もついてくるはずです。

意外に思われるかもしれませんが、近年いわれている子どもの「考える力」の低下も、視力低下が原因だと私は考えています。

目は脳から発生したと紹介しましたが、もともと目は食べ物を得るために脳が変化してできたとされています。

たとえば、目の前に食べ物があっても、「目」がないと食べ物を取ろうという「考え」

が起きないのです。その結果、生きていくことができません。脳だけでは生きていけないのです。目があってこそ脳は「考える」ことができ、食べ物を得て生きていけるのです。目が「考える力」の源なのです。

感覚（視覚＝視力）なきところに思考なしなのです。

したがって、もともと「視力を回復したい」という目的で私のセンターにやってきた子どもたちが、視力アップはもちろんのこと、面白いように成績が上がり、次々と才能を開花していくのです。実例をご本人の感想文とともに紹介しましょう。

●実例1（裸眼視力〇・二弱が〇・七に）
視力がよくなったらテストで一〇〇点が続くようになった

S・Kくん（一〇歳）

☆本人の感想文

朝起きてすぐに目のたいそう三～五回、ねる前に目のたいそう三～五回がんばっています。ぜったいに、視力よくなりたいです！

☆お母さんの言葉

息子がビジョン・フィットネスセンターへ通い始めて一年たったころから視力がよくなり始めました。本人もものの見方が以前と違うことを実感したようで、自分から朝・晩のトレーニングの回数を増やすようになりました。

また、目をなるべく無駄に使わないという意識がめばえ、「早寝・早起き・朝ごはん、外に出て遊ぶ」を実行しました。宿題は早めに短時間で終わらせる、などを心がけるようにもなり、生活改善にもつながりました。短時間で何かを終わらせるということは集中するということにもつながったのでしょう。

学校の授業だけで特別に塾通いもせず、家では学校の宿題だけしかやりませんでしたが、テストで一〇〇点が続くようになりました。テストファイルには先生から『がんばったね!! 今は一〇〇点連続四回だよ！　何回できるかな？』とのコメントが、その後も六回連続一〇〇点が続き、『いつもがんばっているね!!　この調子ですよ!!』と記入されていました。

ほめられ、認められているという経験が本人にとってさらに自信につながったように思います。

「なわとび、今年はクラスの代表になったよ!! みんなが選んでくれたんだって〜」

「ぼくの図工の作品が学校代表で東京都公立学校美術展覧会で東京都美術館に展示されるんだって」

「計算テスト一〇〇点だったよ。平均点が悪くてクラスで四人しか一〇〇点いなかったんだ」などなど。

うれしそうに話をしてくれる日が何日も続きました。

メガネをかけたくない一心で始めたトレーニングでしたが、視力回復だけでなく、知らず知らずのうちに集中して見る力、見ようとする力や気持ち、忍耐力も身についてきているように感じます。それとともに、不思議ですが、生活面でもよい結果をもたらすようになり驚いています。

まだビジョン・フィットネスセンターを卒業できる段階ではありませんが、『よくなる（視力が回復する）まで続ける』という息子の強い気持ちを応援し、親子でこれからもトレーニングを続けていきたいと思います。

☆ひとことアドバイス

S君の場合が、視力が回復してきたときの典型例です。S君は素直で目がキラキラと輝いています。最近珍しい、子どもらしいお子さんです。

視力回復をきっかけに、視力回復↓脳力開発〈やる気・集中力・記憶力・想像力・創造力・理解力・判断力などが倍増〉＝（学習能力アップ・スポーツ能力アップ・感性力アップ）↓何をやってもできるようになる↓運がよくなるという図式が生活に表れます。

反対に、視力が低下して目が悪くなると、この反対の現象が起こってきます。何をやってもいい結果につながらず、イヤ気がさしてきます。親や先生にいつも怒られるようになります。

この悪循環の連鎖を断ち切るのが、視力回復及び脳力開発トレーニングです。視力が低下し、目が悪くなったとき、メガネやコンタクトをしてごまかしてもダメです。脳の力がガタッと落ちているからです。視力及び目自体をよくしなければ問題は解決しません。

昔から「一眼二足」といいます。何といっても目が一番大切なのです。目が見えなくなると何もできません。視力を取り戻すことは、人生を取り戻すことです。

●実例2（メガネ視力　右〇・六〜〇・七が〇・九に、左〇・七が一・〇に）集中力トレーニングをした翌日に不得意の理科のテストで一〇〇点！

K・Yくん（一〇歳）

☆本人の感想文

ぼくは三年生になってから目が見えにくくなり、学校の勉強があまりわからなくなりました。そんなときにお母さんから集中力じゅくのことを教えてもらい、「うけてみない？」とすすめられました。

集中力じゅくをうけてみると、中川先生のお話はとても面白くて、とくに「むずかしいと思いすぎる」ということが心にのこりました。

そして、集中力じゅくで習ったことがぼくの目がよくなることに役立つと知ってうれしくなりました。集中力じゅくの後に学校で理科のテストがありました。

ぼくは理科はとくいじゃないと思っていましたが、それは学校の先生に言われて、ぼくがそう思いこんでいたのだと気づきました。

ぼくは理科のテストで一〇〇点をとりました。

その後もいろいろな科目のテストでは九〇点以上がとれていて、中ではクラスでぼくともう一人だけが一〇〇点だったということもありました。学校の宿題も多くでますが、学校でなるべく終わらせています。じゅ業がよくわかるようになったからです。ぼくは集中力じゅくをうけてからむずかしく考えすぎずに何でもできると思うようになりました。こんどは目をきちんとなおすことが目ひょうです。

ぼくは集中力じゅくをうけてとてもよかったと思います。これからもいろいろなことにやく立てていこうと思います。

☆お母さんの言葉

「集中力塾」を受けようと息子を誘ったのは、母親の私からでした。視力低下に伴い、息子の学力が低下しているように感じていたのです。

集中力塾を受けてからの息子は、時間の使い方がとても上手になったと思います。毎日学校の宿題がたくさん出るのですが、それを学校で終わらせてきてしまうのです。ちょっとした休み時間や給食までの待ち時間などにやってしまっているようです。

自宅でもテスト勉強などをする際は、教科書を隅から隅まで二回ほど読みます。すると、ほとんどのテストで九〇点～一〇〇点をとってきます。

教科書を読んでいる時間は決して長くありません。私が「もうやったの？　もう一回やれば？」って言いたくなるくらい、あっと言う間です。

ですから、自宅で自分で学習しつつ、お友達と遊んだり習いごとを続けたりと、とても毎日を楽しんでいます。そして、何ごとにも「やればできる」と意欲的になりました。

今後もこの状態を維持し、息子の目標に向かってもらいたいと思います。

☆ひとことアドバイス

K君は少しずつ視力が回復してきて、集中力塾のトレーニング（本書で紹介したような脳のトレーニング）を受けた次の日に不得意な理科のテストで一〇〇点を取り、クラスで一番の成績をとりました。

視力が低下し、目が悪くなると、物事への取り組みが面倒くさくなります。そして、現実的にものが見えないと、簡単なことでも難しいと思い込んでしまうのです。

ところが、何でもいいのですが、「一見、不可能に思えることも実は簡単にできる」という体験をすると、「やればできる」という意識が脳に芽生えてきます。

そうすると、視力を回復することは難しいと考える人も、実際にやってみると、いとも簡単に視力が上がっていきます。

難しいと考えると脳が働かなくなって、その思ったとおりに難しくなっているのが現実です。K君もそれを悟り、難しいということを頭から取り去ったとたんに、脳が活発に働き始め成績では一番を取るし、次からのテストでも毎回九〇点以上を取るようになっています。

また、宿題が多い先生ですが、宿題を全部学校ですませて、家では遊ぶことに専念しています。

子どもは本来、遊ぶことが仕事です。遊びの中から集中力、記憶力、想像力を学び、それがまた勉強に役立っていくのです。

勉強ばかりしていると脳の中の集中力、想像力、記憶力が働かなくなって、勉強はできるけれど、発想力のない心の貧しい人になってしまいます。

目をよくして、集中力、記憶力、想像力を高め、自分の思い通りの結果が手に入るようになると運までよくなります。この調子でがんばりましょう。

●実例3（裸眼視力〇・〇五が〇・二に）視力が回復するとともに、集中力が出てきて成績も向上！

O・Mさん（七歳）

☆お母さんの言葉

主人は若いころ、視力は両目とも一・五以上あったのですが、入社して仕事上、電光掲示板を眺めている時間が長い生活が続いて、みるみる視力が低下してきました。それ故に、やはり視力のことは常に気にしているようで、先生の本を買ってきて読んでおりました。

ちょうどそのころ、娘が学校の視力測定で前年は「一・〇以上」だったのが「〇・四以下」になり、主人が私に「娘を一度ビジョン・フィットネスセンターに連れて行くように」と言いました。

私はずっと視力が一・五なので、視力の悪い人の苦しみはわからず、娘も落ち着きがなく、トレーニングを続けることができるのか半信半疑で入会しました。

とにかく家ではよほど疲れているとき以外は、一日一〜二回欠かさずトレーニングを続けました。

一二月に小学校の個人面談で、先生に「一学期より勉強に集中できるようになりました」と言っていただき、そのころの視力測定では、少しずつ視力が回復していました。

単に勉強が嫌いなだけだったのですが、一学期の通信簿はかなりよくなっていたのです。

「視力がよくなると、物事に集中できるようになるし、興味がわいてくるというのは本当なんだ」と身をもって悟りました。

☆ひとことアドバイス

最近、子どもの近視が強度化しています。来所されるときには〇・一以下という人がたくさんいます。情報化社会の弊害だと思われますが、そのことに気づいていない人が多いのにもまた驚かされます。

塾に行っても成績が伸びない子どもさんがたくさんいると聞いています。親御さんも視力が低下していくと勉強をたくさんやっても成績は伸びないことをそろそろ知ってほしいのです。視力が低下すると、学習機能とスポーツ機能に悪影響を及ぼします。ひと言で言えば、勉強が嫌いになり、スポーツが嫌いになります。Oさんもその一人ではなかったでしょうか。勉強嫌いの理由が実は視力にあったということは多くの事実がそれを証明しています。

勉強嫌いを直すためには視力を回復してください。一・〇や一・五に回復しなくても、視力が少しずつでも改善し、目の働きが高まるにしたがって表情が変わり、勉強ができるようになります。本来、子どもの脳というのは、かなり柔軟性が高いものです。勉強すればするほど脳も理解力が深まり成績が上がるようになります。その力を使わないでほうっておくのはもったいないことです。

とくに視力と集中力の関係も密接な関連性があります。物事に集中できるようになると興味も湧いてきます。興味が湧いてくると次のことに興味が湧いて、興味の連鎖が全科目を成績向上につなげてくれます。まずは、目をしっかり対策し、脳を鍛え、自分の成績は自分で上げられることを確認していただきたいと思います。

●実例４（メガネ視力　右〇・五が一・〇に　左〇・六が〇・九に）
英検二級に合格！　学校の成績も数学と英語が学年一番に！

Ｋ・Ａさん（一六歳）

☆本人の感想文

初めてのチャレンジで英検二級に合格することができました!!　勉強を始めたのは遅く、試験日のわずか三週間前からでしたが、集中勉強のおかげで毎日六時間も疲れずに集中することができました（今までは二時間も勉強することができなかったんですが）。

二次試験のときも「自分は受かる」と思って臨んだら、落ち着いて、むしろ楽しむことができました。

また、勉強のためにゲームを一切やめて、テレビを見る時間までなくしたら、目のほうも少し改善してきました。学校の成績も数学と英語が学年一番でした。この調子で高校卒業までに英検一級までとって第一志望の大学に行くつもりです‼

☆ひとことアドバイス

Kさんはお母さんと弟さんと三人で視力回復トレーニングをされています。入会され、メガネの視力もかなり回復しました。

目がよくなると、やる気が復活してきます。何ごとかに取り組みたくなってくるのです。彼女の場合、それが英検の二級でした。

集中力を鍛え、集中状態のまま勉強を続けると、一日六時間机に向かっても疲れずに勉強ができるようになります。疲れも脳が感じるのですから、疲れ知らずの脳にすれば疲れずに勉強が続けられるのです。成績は自然に上がっていきます。

一般的には、人間の集中力持続時間は一五分といわれ、一五分すれば休んで、また勉強するというリズムを作れといいますが、それは大きな間違いです。

人間は、目がよくなり、焦点調節力・両眼視力・目の筋肉の柔軟性が戻ってくれば、ある程度長くものを見ても疲れなくなります。目の耐久力がつくと脳の耐久力もついてくるのです。

そして、次に目と脳の働きが高まると、自信もつきます。自分は絶対受かるという自信は目と脳の力が向上したからに違いありません。日常生活ではゲームやテレビを極力短い時間に抑えたことがよかったと思われます。

学校の成績面でも、数学と英語が学年で一番になったということです。

この短時間で一番になることが集中力の極意だと思います。一般的には、成績が一番になることはとても難しいことだと思われますが、この難しいという思い込みを取り除いたとたんに本人の潜在能力が大きく飛躍してくるのです。

子どもさんは素直なので、素直に思い込むとびっくりするような結果を出してくれます。この調子で第一志望の大学に合格し、自分の夢を実現すべく努力を重ねてください。

●実例5（メガネ視力〇・五が〇・七に）
偏差値九〇、校内の実力テストで学年一位。難関校にラクラク合格

T・Kさん（一五歳）

☆本人の感想文

初めて集中力塾に通い始めたのは、高校受験を五か月後に控えた中学三年の九月。そこで私が身につけた考え方は、「できると思えばできる」ということです。中川先生が「受験も受かると思えば受かる」とか、「勉強なんてすぐ一番になれる」とおっしゃるのを聞いたとき、初めは本当かなと疑いましたが、その結果はすぐに出ました。

一〇月に受けた校内の実力テストで学年一位になったのです。そのときの偏差値は九〇という驚くような数値でした。本来は九〇という偏差値が出ることはないそうですが、ほかの人達の点数がみな低かったため、八六点取った私だけが高い偏差値になったようです。

そのことがきっかけとなり、「やればできるんだ、受験だって絶対合格する」という気持ちになりました。

学習塾には週三回通って、塾のない日は復習を含めた勉強を二時間くらいやりました。そのほか、ソフトボールのクラブ活動も続けていたので、勉強時間はそれほど長くなかったと思います。けれど、今までと大きく変わったのは、勉強するのがとても楽しく、わからないこともわかるようになり、それが成績に結びつくのがうれしくて仕方ありませんでした。

実は私は中学受験をして、中高一貫の学校へ通っていたのですが、自分の可能性を試したくて、どうしても難関校であるT高校へ行きたかったのです。

目指す高校があったので、受験勉強でもやらされている気持ちはまったくなく、自分のために勉強していました。模擬テストでの合格予想で、第一志望のT高校は合格確実圏には入っていなかったけれど、私は落ちる気が全然しませんでした。だから押さえ校は受けずに、同レベルの高校を三校受けたのです。

本番の試験のときも手ごたえ十分で、「受かっている」と確信しました。結果は、三校とも合格でした。

高校に入ってからは、学校になかったソフトボール部を新しく作ることに力を注ぎました。今までの自分だったら、高校にソフトボール部がなかったら、仕方がないとあきらめていたかもしれません。けれど、「できると思えばできる」という考え方になってからは、「やりたいことはやってみよう」と思い、一緒にやってくれる友達に声をかけ、先生方にかけ合って、やっと同好会ですが、ソフトボール部を作ることができたのです。

だからといって、勉強も手抜きをしないでがんばりました。うちの高校は成績順にクラス分けがあり、先生から毎日の勉強時間を聞かれたりします。私が三〇分と答えると「そんな短い勉強時間じゃ、とても足りない」と言われましたが、集中して勉強すれば成績が落ちることはない、という確信がありました。

結果は、毎日三〇分の勉強で数学は一番上のクラスに、英語は上から二番目のクラスに入ることができました。

やはり何ごとも「やればできる」という気持ちが大切だと、あらためて思います。受験でもなんでも、自分に自信を持って取り組むことが大切です。弱気になったり逃げたりせず、受験は受かる気持ちを持つことです。

そして結果を出していれば、親も先生も心配せず、不可能も可能になることを、集中力塾では教えていただいたと思っています。

☆お母さんの言葉

中川先生の「できると思えばできる」という言葉が、娘にやる気を出させたようです。それまでは、言葉に出して言う子ではなかったのですが、受験が近づくにつれ、「受かってみせるから大丈夫」というようになりました。

高校受験に関しては当初、私と娘では意見が分かれていました。私としては、せっかく中高一貫の学校にいるのだから、何も別の高校を受けなくてもと思っていました。けれど、娘は自分にもっと合う学校へ替わりたいという意志が強かったので、高校受験をさせることに決めたのです。

ほかの高校を受けるということは、まず今の学校をやめなければなりません。受けるからには失敗は許されず、「もし、どこも受からなかったら……」と私は心配でなりませんでした。それに、受ける高校はどれも娘のレベルよりは上の難関校ばかり。でも、娘の自信は揺るぎませんでした。「受かってみせる」という力を信じるしかないと思いました。

そんなとき、校内の学力テストで一番を取り、偏差値九〇という結果を出しました。同時に学習塾での成績も上がり、塾の先生からも「心配ない」というお墨付きをもらい、私の心配は少しずつ消えていったのです。そんななか、娘は楽しく勉強をしているようでした。集中すると時間を忘れ、塾に行くとわからないところを先生に質問攻めにして、帰りが遅くなるということもよくありました。

入試のときも「試験は簡単だった」といい、合格発表では必ず自分の名前があると確信していたようでした。このように受験や成績で自分の力を発揮できるようになってから、娘は目標に向かって自分が思うように生きています。

そんな娘の様子は、病気がちだったひとつ上の兄にもいい影響を及ぼしました。私が娘の付き添いで集中力塾で先生から伺った話を、そのまま息子にも話してみたのです。

肝臓の持病で七年間も病院通いをしていた息子に、「病気はマイナスに集中している状態。治るとプラスに考えれば、病気は必ず治る」と話したら、息子はそうかもしれない、と思ったようです。

それからは「病気が治る気がする」と言い出し、勉強がしたいと予備校にも通うようになりました。入った当時は五〇だった偏差値が、八か月後には七六に上がったのです。模擬試験でも、英語の試験が二〇〇〇人中、九番という成績を取ることができました。病気のほうもどんどんよくなり、今年の二月にはたくさん飲んでいた薬をすべて飲まなくていいまでに回復したのです。

また、五月からは七年ぶりに学校で体育の授業に出られるまでになりました。集中力で得たプラス発想は、わが家に新しい風を入れてくれました。今まで子どものことで心配ばかりしていた私も、「自分を幸せにするのは自分」という中川先生の言葉通り、これからは自分の好きなことにも時間を使いたいと思っています。

今年の四月から、娘の高校で主催する母親のためのコーラス部に入ることにしました。気持ちに余裕が出てきたら、「そういえば、私は子どもの頃から歌うことが好きだった」ということに気づいたのです。週に一度だけ、自分の好きなことに時間を使おう、と参加することにしたのです。自分にゆとりをもって、前向きに人生を楽しむようになってから、これまで幸せに目を向けなかった自分が、いかにもったいない生き方をしてきたかに気づきました。

☆ひとことアドバイス

Tさんは、視力が少し回復しただけでも急速に成績が伸び、普通ならあり得ない偏差値九〇点を取られました。同時に、「やればできる」という自信が心の中にしっかり芽生えたようです。自信は成功の素です。

「うちの子、自信がなくて困っているのですが……」という質問がよくありますが、いとも簡単に解決できます。目をよくして、やる気を復活することです。そうすれば、本人自ら考える力（前頭葉力）を発揮し、身近な目標にチャレンジするようになります。親御さんは安心して見守ってあげればいいのです。

そのとき、一番よくないのは、親（とくに母親）の心配性です。最近は、目が悪い親御さんがほとんどです。目が悪いとどうしても判断力が鈍りますので、生活の中で心配ごとが増えます。その気持ちを子どもにぶつけてしまいがちです。おおらかに、ゆとりを持って子どもさんに接してあげると、子どもの成長がよく見えます。

視力的に言いますと、子どもにしっかりピントを合わせるのではなく（焦点調節）、ぼんやりと（周辺視野で）眺めてあげることです。子どもも、「見つめられる」と視線が心に突き刺さりますが、「ぼんやり眺められる」と安心します。脳も安定し、行動に落ち着きが出てきます。子どもは、日々、フルスピードで成長しています。

●実例6（メガネ視力　右〇・七が一・二に　左〇・八が一・〇に）こんなに成績が伸びるなんて！　トップ二％をキープ

A・Sくん（一〇歳）

☆本人の感想文

ぼくはビジョン・フィットネスセンターと集中力塾でこんなに成績が伸びるとは思いませんでした。集中して勉強を一時間くらいして終わったら楽しく遊びました。たくさん遊びました。それでも、塾での成績が約四〇〇〇人の中七二番になりました。そして一〇〇番以内をキープしています。このまま志望校に向けて集中勉強してがんばります。

☆お母さんの言葉

小学校二年生の終わりごろから視力が低下しはじめ、なんとか元に戻せないかと悩んでいました。

ふと立ち寄った書店で見た本に導かれ、視力回復トレーニングに通うようになりました。会報で知った「集中力塾」も視力回復のヘルプになれば、ついでに楽に成績がアップすればと思い受講することにしました。初回の講座はとても楽しかったらしく、家に帰ってから再現したりしていました。現在通っている塾では少し前まで安定してトップ七〜八％位の成績で、いつかジャンプしてほしいと思っていたところ、最近はトップ二％の成績に上昇しました。集中勉強で短時間で勉強した成果だと思っています。

☆ひとことアドバイス

Aくんは近視で、二〇日間の視力回復トレーニングでメガネの視力が急速に上がりました。もともとお母さんが視力低下と成績には関係があるのではないかと考えて来所されたので、メガネ視力が回復されたことをきっかけに集中力塾にも入会されました。

集中力塾の中では、今まで四〜五時間勉強している人はそれを一時間ですませるような集中勉強を教えします。集中すると、あっと言う間に時間がすぎ、中身の濃い勉強ができるのです。

そして、子どもたちにはとにかく遊べと言います。勉強ばかりしていると脳が徐々に働かなくなりますので、勉強が終わったらしっかり遊ぶことを勧めています。もちろん、テレビやゲーム機や漫画を読むことではありません。できるだけ自然環境の中に身を置いて楽しく遊ぶことなのです。

そのことが急速に成果を表わし、塾での成績で四〇〇〇人中、七二番になりました。また、一〇〇番以内をずっとキープしています。上位七〜八％だった成績が上位二％の中に入るようになったのです。

これは珍しいことではなく、よくあることです。子どもの視力と成績は密接に関係しています。一般の人はこの事実に気づいないのです。

スポーツの方面では、アメリカにはスポーツビジョンというスポーツ視力トレーニングがありますが、各種目のスポーツ選手と収入との関係は比例しています。私が手がけた競艇の選手の例では、上位の選手はやはり視力及び目の機能がよかったのです。

このことは、子どもさんの視力と成績との関係にも当てはまります。したがって、目が悪くて、いくら勉強しても塾に行っても成績が上がらない子はしっかり目を治してください。そして、その余力を使って集中力を高めると成績が一番になることなど、いとも簡単なのです。

●実例7（裸眼視力　〇・〇二が一か月で〇・〇六に）
苦手科目の数学の計算コンテストで学年一番に

T・Mくん（一五歳）

☆本人の感想文

ぼくは、数学の計算コンテストで学年で一番を取ることができました。

今までは数学は比較的苦手だったので、計算だけは学年で一番を取ることができませんでした。

しかし、集中力が出て、調子に乗り始めると計算が好きになり、満点を取ることができました。また、英語も学年で二番になることができました。

次は、期末考査で学年一番をねらいたいと思います。

☆ひとことアドバイス

Tくんの視力はかなり低く、〇・〇二で来所しました。高校生になり勉強もだんだん高度になるので、学業の面でもスポーツの面でもついていくのが大変になります。二〇日間くらいですが、〇・〇二が急上昇し、この視力回復が自信につながったように思われます。ちなみに、〇・〇二が〇・〇六に上がったということは、視角（視力を測定するランドルト環の切れ目の幅）で見ると三三・三分の改善ですから、視力が約三倍に上がったことになります。

頭のいい子で、成績はいいほうに属していました。ところが、苦手科目があり、計算のコンテストではなかなか一番を取ることができなかったのです。目が悪いため、計算するときにミスを連発していたのだと思います。よくケアレスミスが多いという話を聞きますが、これは目が原因になっていることが多いのです。両目がバランスよくものを把握できない、あるいは焦点を合わせるのが不安定である、また、目が疲れやすく集中力が続かないといったことで悩みを訴える人がたくさんいます。

目がよくなってくると、集中力も高まり、やる気も湧いてきます。やる気をもって物事に取り組み、計算コンテストで学年一位を取ると、自信がついてきます。人間は、自信と誇りが大切です。脳の働きが向上するためには、自信と誇りがなければ次へのステップが踏めません。

集中力が伸び、自信がついてくると、だんだん本来嫌いであった計算が好きになります。自分で嫌いなものを好きにする力を身につけることができます。この自信が次へとつながり、英語でも学年で二番になることができたようです。このように目を鍛え、脳を鍛えていくと徐々にやる気が強くなり、さらに次へのステップや目標をねらい始めます。

次は、期末テストで学年一番をねらうということですが、かなり期待できると思います。このように目と脳は一心同体ですから、目をよくしながら脳を活性化する、そして脳を活性化した状態でものを見ていくと、今度は現実の成績の面でも自力で徐々に向上させることができるようになります。

いかがでしたか。面白いほど成績がアップしています。

つい最近でも、視力が〇・二から一・二に回復し、学力が急上昇し、思い通りに公務員試験で行きたいところに就職ができ、かつ、あらゆる面で運がよくなった学生さんがいます。

これは、目と脳と心と体が一体であるからです。

成績だけではありません。潜在能力がアップするため、「才能が開花した」「夢が叶った」という声もたくさん聞かれます。

たとえば、全国から大勢のパイロット志望で目の悪い人が来所しますが、ほとんど全員びっくりするようなすばらしい視力回復の成果を上げていきます。

なぜなら、脳内視力で、〝パイロットになろう〟という「意欲」が強いからです。そして、それを達成させるための「集中力」も並外れて強い人が多いのです。

次の例を見てもおわかりのように、いかに「意欲」を持ち、「集中力」を持つかという「脳内視力」が、目と脳と潜在能力を活性化するときに重要だということです。

●実例8（裸眼視力　右〇・四が二・〇に　左〇・三が一・五〜二・〇に）

パイロットになる夢が一歩近づいた

D・Tくん（一八歳）

☆本人の感想文

「目が悪いだけで夢をあきらめたくない！」ということで、ここに入会しました。初めのころは本当によくなるか心配でした。しかし毎回来所するたびによくなったので、とてもうれしいです。

最近では視力検査もこわくなくなりました。テレビはまったく見ず、毎日トレーニングをしました。これからもアドバイスを守り、近視をなくしていきたいです。

☆ひとことアドバイス

男の子の夢で多いのがパイロットになることです。ビジョン・フィットネスセンターには全国からパイロット志望の子どもたちがたくさん目と脳のトレーニングに来所します。

パイロットになるには屈折度数の検査を含め、いろいろな視機能の検査があります。これをクリアしないとパイロットにはなれません。

また、学課の試験勉強が目を酷使する原因にもなったりします。Dくんもその中の一人で、九州地方から年に四回通っていました。裸眼の視力が〇・四と〇・三ですから、入会時に「これは一・五以上に視力は回復します」と言ったはずです。しかも屈折度数も改善すると断言したと思います。

パイロット志望の若者の共通点は、皆さんの意欲が高いことです。意欲が高いと、こちらでトレーニングをがんばりましょうと言わなくても、「今日は二時間トレーニングしました」とか、「一日中トレーニングしていました」という人も過去にいました。

最終的には裸眼で一・五以上になり、学課の試験もクリアし、視力や視機能の試験にもラクラク合格し、パイロットになる人が多いのです。

このように、目をよくすることは、自分の夢を自分の力で引き寄せることになるということがよくわかると思います。若いうちはたくさん夢を持ち、実現可能なものから一つひとつ達成していくことが大切です。

あっと言う間の人生です。ひょっとしたら八〇歳になるのは、明日のことかもしれません。目をよくして脳を活性化し、若いうちから自分の夢を達成できる人になられることを期待します。

第5章

子どもの目と脳を守る生活習慣

環境、ストレス、食…

視力低下・脳内視力低下は生活習慣病ということもできます。目を酷使する生活習慣を改め、脳を元気にすることです。間違った目と脳の使い方をしている方法を改め、トレーニングで正しい使い方を覚えることです。

最近、いろいろな病気が生活習慣病として取り上げられるようになっています。大きな意味で言うと、すべての病気は生活習慣病ではないかと思います。死亡原因のトップであるガンや脳血管疾患、及び心疾患に関しても、生活習慣病だといって間違いはないと思います。生活習慣が悪いことによって、潜在能力が発揮できないのです。

1 テレビ・パソコン・ゲームは一日トータル三〇分以内にする

なんといっても視力低下や脳内視力低下に一番悪いのは、これらのものです。戦後、日本人の視力低下、及び脳内視力低下、及び潜在能力の低下に一番マイナスの影響を与えたのはテレビだと思われます。

テレビはダイレクトに脳を刺激し、ものを見せることで、頭で何も考えることなしに、それがスルッと潜在意識に入っていきます。上手に使えばとてもすばらしい機械なのですが、現在ではくだらない番組が垂れ流され、日本人の脳を汚染しているといってもかまわないぐらいになっています。

私はテレビは見ませんし、新聞もとりません、雑誌も読みません。必要な情報は人からの情報として聞くことにしていますし、どうしても情報が欲しい場合は、自分で探して情報を入手します。垂れ流しの情報に価値があることはまずありません。したがって、なるべくテレビは見ないほうがいいと思います。

また、次にとくにゲームですが、最近では「インフォメーション・ドラッグ（情報麻薬）」といわれています。覚醒剤や麻薬のように脳の中に入っていき、そのストーリーのままに頭の中を汚染していくわけです。最近の悲惨な事件を見ていると、少年がゲームにはまって、その通りに殺人を起こしているというケースが多々見られます。頭の中が汚染されていくんだということを頭に入れ、なるべく子どもには見せないほうがいいでしょう。

マンガやその他もしかりです。質の低い「ドバーン」とか「キューッ」とか「ウッソー」

とか「ホントー」とか、このようなマンガを頭に入れて変な言葉使いをすることにより、脳の中の質はますます低下していくばかりだと思われます。とくに気をつけたいものです。

2 体を冷やさない

先日も一〇日間で二人ほど八歳と九歳の近視と、その合併症である緑内障の子どもをカウンセリングしました。特徴は低体温です。体温が三五℃台です。

最近の子どもたちは概して顔色も悪いですし、気合いを感じられない子どもが多く見られます。その一つの原因が低体温だと思われます。この大きな原因は冷たいものの飲みすぎ、食べすぎ、及びクーラーの多用だと思います。

まず、クーラーを利《き》かせた中で生活している場合が多いのではないでしょうか。体はどんどん冷えていきます。加えて、最近では冷蔵庫が完備したせいで、冷たいアイスクリームやアイスキャンディー、及び冷たいジュース類、また、外では自動販売機で清涼飲料水などをガブ飲みしている姿をよく見ます。体をどんどん冷やします。冷たいジュースを飲むと、それだけで体温が二、三度低下します。腸管免疫にダイレクトに影響しますので、胃腸が働かなくなります。そうすると、口から入った雑菌ウイルスをもろに受け、全身にばらまく結果にもなります。アレルギーや膠原病《こうげんびょう》など難しい病気の原因がそこにあるのではないでしょうか。

体を冷やすということは、目にも脳にもとてもマイナスの影響を与えます。昔の人は体を冷やしてはいけないといって、腹巻きをしたり、ズボン下をはいたり、マフラーをしたりしたものです。夏でも温かいお茶を飲んでいました。

3　よく遊び、集中して勉強する

長年の経験から言えることは、成績が伸びるタイプは、よく遊んでいた子どもです。勉強ばかりやっていた子どもは、なかなか成績が伸びません。途中で息切れして、燃え尽き症候群になります。よく遊んでいた子の特徴は、短時間で素早く勉強を終えてしまうのです。

反対に、子どものころから遊ばないで勉強ばかりしている子は、なかなか勉強を短時間で終えることができません。しかも、長時間やると脳は疲労します。脳の回転数がとても下がってくるのです。

よく遊ぶ子は、遊びの中で自分が何が好きかを見つけています。そして、好きなことに夢中になる集中力も自然に養成されています。

昔から「好きこそものの上手なれ」といいます。自分の好きな感覚を身につけ、それを集中する脳内視力を身につけているわけです。

これを勉強に応用すると、好きな科目でトップを取ります。そのほかの科目でも徐々にトップを取るようになって、結局成績が一番になったという子どももいます。勉強はなるべく短時間で終え、残った時間をしっかり遊ぶこと。これが大切なことです。

4　脳にいい食べ物をとる

脳内視力を十分に活用して潜在能力を発揮するためには、脳に血液を集める必要があります。それは、次のような理由によります。

脳の毛細血管網は、一立方ミリあたり一・一メートルといわれています。これがほかの体の部分と違うのは、筋肉細胞では、一立方ミリあたり六ミリといわれているところにあります。簡単にいうと、脳の中の毛細血管はとても細く、密集しているのです。

また、体全体の血流量のうち、脳の血流量は一五％ぐらいといわれています。脳の酸素消費量もそれに比例して、体全体の二〇％を占めるといわれています。脳は血液をたくさん消費する場所であるということです。

ものを見るということは、静止時において、生理活動のエネルギーの半分を使うといわれています。

このことから導き出される結論は、脳にとって血液はとても重要であるということです。血液というのは栄養と酸素を含むので、栄養と酸素をしっかり送り込むことによって、脳は活性度を高めていくのです。

実は簡単にできる目と脳の活性法があります。イチョウ葉エキスを飲むのです。二〇種類のフラボノイド、ギンコライドがもたらす働きで、血管が強化され、血流が促進されます。血液もきれいにすることで、ヨーロッパでは医薬品売上ナンバーワンの人気者です。動脈硬化、肩こり、冷え症などの末梢血管の障害、脳血管疾患、心臓疾患の治療薬として活躍しています。

そのほか、目と脳にいいサプリメントとして、ブルーベリーもおすすめです。

約一五年前、北欧産野生種ブルーベリーに含まれるアントシアニンが、目の「医薬品」としてヨーロッパで使用されていることを著書『目がよみがえる驚異の「ブルーベリー」』（日東書院）で紹介しました。これが大ブームとなり、今ではブルーベリーが目にいいことを知らない人はいないほどです。私も、毎日アントシアニンを四二〇ミリグラム飲んでいます。五十代後半にして、老眼はストップ。目の健康を維持できています。

ただし、質の高いものを選ばなければ効かないことは言うまでもありません。市場に出回っているブルーベリー製品を二五種類集めてDNA鑑定したデータを見せてもらったことがありますが、一〇種類は、野生種ではないニセモノでした。

摂取量は、一日大人で二一〇ミリグラム、子どもで一四〇ミリグラム飲むのがひとつの目安です。緑内障・白内障・網膜剥離《もうまくはくり》などが心配な人は、その倍の量を飲むことをおすすめします。効果は時間がたつほど薄れていきますから、朝昼晩と三回に分けて飲むとよいでしょう。効率よくブルーベリーのアントシアニンの効果を実感できます。

5　脳のストレスを取り除く

従来は、情報のうち目から入る情報が八割程度といわれていましたが、現在では、目から入る情報量が九五％以上と断定して間違いないと思います。いわゆる視覚情報過多社会になっています。

子どもの目と脳も疲れ果てています。

しかし、情報化社会を逆手に取れば、目をトレーニングすることで、脳を鍛え、脳内視力を活性化し、成績を上げれば、自分の思い通りのことを実現していきやすい時代とも言えるのです。

脳内視力を回復するためには、脳の疲れを取り除くことが必要です。脳の疲れはひと言でいうとストレスによって起こります。

ストレスには精神的ストレスと物理的ストレスの二種類があります。

精神的ストレスとして、子どもの場合は、①受験　②いじめ　③親の態度があります。

①受験対策

一般的には受験はとても強いストレスです。ところが、視力を回復しながら脳内視力を回復していくと、受験は自分を鍛えるいいテーマになります。ただし、「お受験」と呼ばれる小学校受験は例外としてこれから除きます。この時期、脳の発達にとっては、遊びの中で数や形、空間の認識力を高めるので絶対にすすめません。

反対に、中学、高校、大学受験となると、もってこいのチャンスなのです。

とくに、意欲をもち、集中力を身につけ、想像力を発揮すると、自分の望み通りの学校に合格することが簡単にできます。それには常に自己イメージを高めておくことです。自分は何をやってもできるんだ、大丈夫なんだ、という気持ちを常日ごろから養っていくことです。

②いじめ

いじめの相談もたくさんあり、ストレスとしては大きいものだと思います。いじめの問題は子どもだけではありません。大人社会にもあるもので普遍的問題です。学校が解決しようとして、いろんな審議会でやっても無理な話です。

自分が対策を立てて、これを乗り越えるしかないのです。

この本の感想文でNさんの例を出しましたが、彼女もいじめにあい、学校を転々とした結果、視力が低下してきた経緯があります。対策は何種類かありますが、彼女に指導した対策は忘れることです。

いじめられた怨念《おんねん》を、ああでもない、こうでもないと常に脳の中で繰り返していると、潜在意識がそれをキャッチして、その泥沼の中に入っていくわけですから、脱出できなくなります。

難しいかもしれませんが、とにかく、クヨクヨしないで忘れてしまうことです。忘却術です。

③親（とくにお母さん）の態度

お母さんの多くは、ほとんど心配性の塊といっていいほどです。ああなったらどうしよう、こうなったらどうしようという心が子どもに伝わっていきます。

少しのことでも、「どうしたの、大丈夫⁉」と心配で、子どもがその心配をもう一度繰り返します。心配性が子どもの脳の中に移ると、大脳辺縁系の力が働きにくくなります。すなわち、生命力が働きません。意欲が低下していきます。やる気がなくなるのです。失敗してもかまわないので、とにかくやらせてください。その中から本人がその対策をつかみ取るように指導してやることです。

余談になりますが、昔、次のような例がありました。集中力塾のセミナーを開いたときのこと。一人は小学校六年生で、慶応中学を受験して不合格になった男の子です。この子のお母さんは、「この子は頭がよくて成績もよくて、いつもクラスの委員もやって、みんなから人気もある」ということでほめちぎっていました。それなのに慶応中学に不合格だったことが、とても不満そうでした。

もう一人は、公立の中学校の女の子です。この子は成績が悪くて、お母さんが相談にきました。お話を聞くと、「この子は、グズでマヌケで何をやってもダメで、どうしようもない子なんです」ということでした。

さて、集中力をチェックしてみると、なんと慶応中学を不合格になった子どもより公立高校の中学校の女の子のほうが、はるかに集中力があるのです。ここで理解していただきたいことは、親の指導でこれだけ変わるということです。親の態度が子どもの潜在能力を決めてしまうのです。

片や、それほど潜在能力が高いわけではない子が、クラスではトップクラスの成績を取り、片や潜在能力では優れているのに、親のアドバイスが本人の才能を低下させる方向に行くと、グズでマヌケで何をしてもダメな子ができあがるのです。

脳の物理的ストレスとしては、①一般のメガネやコンタクト　②宵《よい》っ張り　③人工光があります。

メガネやコンタクトをつけると、脳内視力を使わなくてもよく見えてしまうため、脳の「見る気」は失《う》せて、ますます情報処理する働きが鈍くなります。

そこで、メガネをつくるなら、腹八分目のポイントに度数を設定してもらうことです。通常では〇・七前後に合わせるのです。見えるけれども、はっきり見えるわけではありません。

しかし、見えないわけでもないのです。見えると考えると、自然に見えてくるポイントに合わせます。

ビジョン・フィットネスセンターでは、これを「視力回復メガネ」と呼び、目はもちろんのこと、脳にも合わせてメガネやコンタクトをつくっています。

②の宵っ張りと③の人工光については次項で紹介しましょう。

6 早寝早起きをする

最近の子どもは勉強時間を確保するために、睡眠時間を削っています。これが脳の疲れを蓄積していきます。

目や脳にとって一番大切なものが睡眠です。睡眠のリズムが脳の中の神経伝達物質の量と質を決めます。

昔から、寝ることを骨休めといいますが、人間は骨髄造血をしていますので、重力から体を自由にしてやり、造血の力を高めてやることで体のリモデリングになるのです。

受験生でも、なるべく九時や一〇時に寝ることです。ただ、朝は自分の起きたい時間に起きて勉強すればいいのです。

いわゆる早寝早起きです。

勉強は朝にしたほうが、効率は二倍以上、上がります。夜一〇時以降に勉強しても眠くなるばかりで、能率は上がらないものです。

目と脳にとって細胞が休息するためには、睡眠以外にはありません。ほかの細胞が栄養と酸素だけで働くのに対し、脳細胞は睡眠がなければ働かないのです。できれば八時間くらいは睡眠をとるようにしましょう。

7 蛍光灯より自然光を使う

人工光とは蛍光灯のことです。蛍光灯は一秒間に五〇回から六〇回の点滅を繰り返しています。目は鈍いのでそのことを感じとっていませんが、脳はそのことを敏感に感じとっています。

したがって、蛍光灯のもとで勉強すると、なんだか脳が疲れるな、という感じがします。

最近の調査では、アメリカの大学で蛍光灯の蛍光物質が目に悪いということがいわれてきています。

できれば太陽の自然光のもとで、夕方までに勉強を終わらせることが理想的です。太陽光は万物の元です。光は波動栄養ともいえるのです。

いろいろな波長をもっていますが、それが網膜を刺激し、そこに血液が集まり、神経刺激として脳に伝達されるのです。もし、太陽光のライトが手に入るのであれば、それを用いるのもよいと思います。

8 逆立ちをしたり、足を心臓より上にして横になる

とにかく脳に血液を集めることです。血液の四分の三は静脈血です。血流が悪く、うっ血を起こしていたり、冷え性だったり、血液の循環が悪いのは、静脈血の戻りが悪いのです。

脳を心臓より低い位置にしてしばらくすごすと、静脈血の戻りがよくなり、脳に血液が集まってきます。

私は長年ヨガを実践していますが、ヨガでは、逆立ちのポーズを〝ゴールデンポーズ〟と呼んでいます。脳に血液を集めることを大切に考えているようです。

9 姿勢を正す

最近の子どもはとくに姿勢がとても悪くなっています。昔、私が小学生のころは姿勢の悪い子にはものさしを背中に入れて姿勢を指導していました。今は先生自身の姿勢が悪くなり、姿勢が大事だということを指摘する人がいなくなったようです。

姿勢が悪いと体に悪影響が出ます。

背骨の中には中枢神経から末梢神経及び内臓神経が出ています。したがって、これを圧迫することになります。脳や内臓やあらゆる部分に悪影響が出ます。

また、目に関しても左右の目のバランスが崩れ、片目でものを見るようになります。その結果として、水晶体乱視を生じることになるのです。

水晶体は毛様体筋に支えられています。水晶体を薄くしたり、厚くするだけの作業を毛様体がやるのにはまったく問題を生じません。ただ、片目でものを見た場合にはどうしても毛様体筋に歪《ゆが》みを生じる使い方を強いることになります。そこで水晶体乱視を発生させるのです。

このアンバランスな姿勢で、本をたくさん読んだりマンガを読んだりテレビを見ると、かなり強い水晶体乱視が発生することになります。

この水晶体乱視は角膜乱視に比べて非常に治しにくいのが特徴です。トレーニングはもちろん、ふだん両目をバランスよく使うような正しい姿勢をすることがとても大切になります。

姿勢は起きて座っているときだけではなく、寝ている姿勢も重要になります。できるだけ仰向《あおむ》けで寝ることです。多少横向きになってもかまいませんが、大筋で仰向けに寝ることです。

最近、猫背ばかりではなく、S字側弯《そくわん》も目立って増えています。どちらかを下にして寝ていますと、どうしても体がS字に曲がってきます。寝る時間は七～八時間と長いです。体重のアンバランスな骨への負担が自然に骨を曲げてしまうようになります。横向きで寝ることは控えたほうがいいと思います。

また、うつ伏せ寝も同じです。うつ伏せ寝により、首から上の血流が悪くなる特徴が見られます。これによって、角膜乱視を増やしている人がたくさんいます。

腫れぼったい目とか厚ぼったい瞼《まぶた》は、うつ伏せ寝の人によく見られる特徴です。一時、うつ伏せ寝が突然死の原因と言われたことがあります。なるほど、うなずける説だと思います。できるだけ仰向けで上を向いたまま寝るような習慣をつけてください。

コラム　子どもの脳内視力は「ほめて」育つ

人を指導する場合に大切な心構えは、相手に自信を持たせることです。

子どもを叱ったり、怒ったり、けなしたりすると、それが潜在意識に入っていきます。その子の心は、マイナスな気持ちでいっぱいになります。その潜在情報からよい花が咲くわけがないのです。

大切なのは、親のアドバイスです。「子どもの潜在能力を引っ張り出すんだ」という心構えでアドバイスをすることです。

とくにしてはいけないことは、強制してさせることです。

これは、子どもに限らず、大人でもそうですが、相手に強制して物事をさせることはできません。

相手が〝こうしたいな〟と思うように、意欲が高まるように、引っ張り上げてあげることだけはできるのです。意欲を持たせるようにアドバイスしていくのです。そのとき一番大事な要素は、自信を持たせるようにすることです。自信が持てるような環境作りをすることです。

そのためには、常日ごろの言葉に気をつけてください。

集中力塾では、ひと言で言うと、「相手をほめるような言葉遣い」、あるいは、「相手にものを考えさせるような言葉遣い」と言っています。どんなことでも見守ってあげ、うまくいくとほめてあげることです。

そして、うまくいかないときは、それを怒ったりけなすのではなく、「もう一回やってごらん。うまくいくよ」というふうにしてあげることです。

　同じ過ちが二度と繰り返されないように教えていくのです。

　同じ間違いを三度繰り返すと、脳の中に回路ができます。失敗回路ができるのです。そこに、次回から電流が流れるので、何回やっても必ず失敗するのです。

　ほとんどの悩みのご相談は、ここに突き当たります。子どもの頭の中に失敗回路を作り上げておいて「勉強しろ、勉強しろ」と言っているわけですから、勉強ができるようになるわけがないです。

　私自身の例で恐縮ですが、私は中学校一年生までは、成績は真ん中ぐらいでした。ところが、私の父はどんな成績を取ってきても、「君は頭がいいから大丈夫」と言ってくれました。目の前にある結果を一切無視して、私を信じてくれたのです。

　中学校二年のときです。国語の漢字テストで一〇〇点を取ったのをきっかけに、勉強する気が湧いて、いつの間にかクラスのトップ、そして、学年でトップにまで行ってしまったのです。

　このことを振り返って今考えてみるに、父親が私を信じてくれることによって、私の中に自然に「根拠なき自信」というものがついたのだと思います。

　子どもは、信じてあげると、自分を信じる力である自信がついてきます。それも、「根拠がない自信」で十分なのです。なぜならば、根拠があるまでがんばってから自信をつけることになると、いつまでたっても自信がつかない子が多くなります。

前にも述べましたが、我々の脳は、情報のほとんどを自覚できません。無自覚の中に無尽蔵な有効な情報が詰まっているわけです。

その〝潜在意識の中の潜在情報〟を信じてあげるのです。目では見えない、感覚では感じ取ることができない世界ですから、単純に信じるしかないのです。

いい環境を作ってあげ、いい情報が常に脳に入るようにしてあげてください。昔で言えば、「孟母三遷《もうぼさんせん》」というのがあります。孟子の母が、子どものために、環境を三度変えたというたとえです。

子どもの潜在能力が発揮できる環境を作り上げてあげることが、親ができる子どもに対する最大の贈り物です。

そして、とにかく自分の子どもなんですから、疑って怒るよりも、信じて安心してすごしてください。そうすると、あることをきっかけに、子どもの潜在能力は大きく飛躍します。

もう一つ、伸びる子と伸びない子の差は、言葉遣いにあります。とくに「でも」「だけど」を頻繁に使うか使わないかで決定的に差が出ます。

素直にどんどん伸びる子は、「でも」「だけど」という言葉をほとんど使いません。反対に、何回アドバイスをしても同じ過ちをする子は、「でも」「だけど」が頻繁に出てきます。

したがって、才能を伸ばすためには、「でも」「だけど」をなるべく使わないような生活習慣を目指していただきます。

人間の言葉のほとんどは言い訳だといわれています。行為を合理化するということです。

言葉はイメージが変化したものといわれています。したがって、その言葉の中には、イメージが含まれているのです。

「でも」「だけど」という言葉を使うと、それ以前に言ったことを全部否定されることになります。したがって、そのあとにくる言葉は、反対語がくるわけです。「でも、だけど、やってもダメだった」となるわけです。

ある哲学者は、「人間の言葉はほとんど行為を合理化するために使われている」と言っています。実際、その通りだと思います。

したがって、言い訳しないで、まず実行してみることです。アドバイスをして、「でも」「だけど」と否定するのではなく、まずやってみます。そして、結果でその中身を判断するのです。結果も出ていないのに悪い結果を想像して、「でも」とか「だけど」と言っても、何の意味もないわけです。取り越し苦労するだけです。

子どものころから「でも」「だけど」を頻繁に使うと、言い訳の多い理屈っぽい子になります。今までの経験上、言い訳が多く、理屈っぽい子が伸びた試しはありません。

著者紹介

中川和宏　1953年、広島県生まれ。早稲田大学政経学部卒。ビジョン・フィットネスセンター、集中力塾所長。ボルチモア視力眼科アカデミー研究員。日本では視力低下の研究が遅れている現状から、アメリカの視力眼科医が行っている視力回復トレーニング「ビジョン・セラピー」を初めて日本に紹介し、注目を浴びる。1981年にビジョン・フィットネスセンターと集中力塾を開設。独自の視力回復法は、劇的な効果と即効性が評判を呼んでいる。テレビ・雑誌等の出演多数。
　本書は、子どもの視力低下が止まらない現状に危機感を感じ、子どものための視力回復トレーニングを初めて紹介した一冊である。
●ホームページ　http://www.vision-fc.co.jp/

子《こ》どもの視力低下《しりょくていか》は「脳《のう》」で回復《かいふく》する!

2010年5月5日　第1刷

著　　者　中《なか》　川《がわ》　和《かず》　宏《ひろ》

発 行 者　小　澤　源　太　郎

責任編集　株式会社　プライム涌光
電話　編集部　03(3203)2850

発 行 所　株式会社　青春出版社
東京都新宿区若松町12番1号　〒162-0056
振替番号　00190-7-98602
電話　営業部　03(3207)1916

印　刷　共同印刷　　製　本　ナショナル製本

万一、落丁、乱丁がありました節は、お取りかえします。
ISBN978-4-413-03756-3 C0047

集中力トレーニングカード（112ページ）

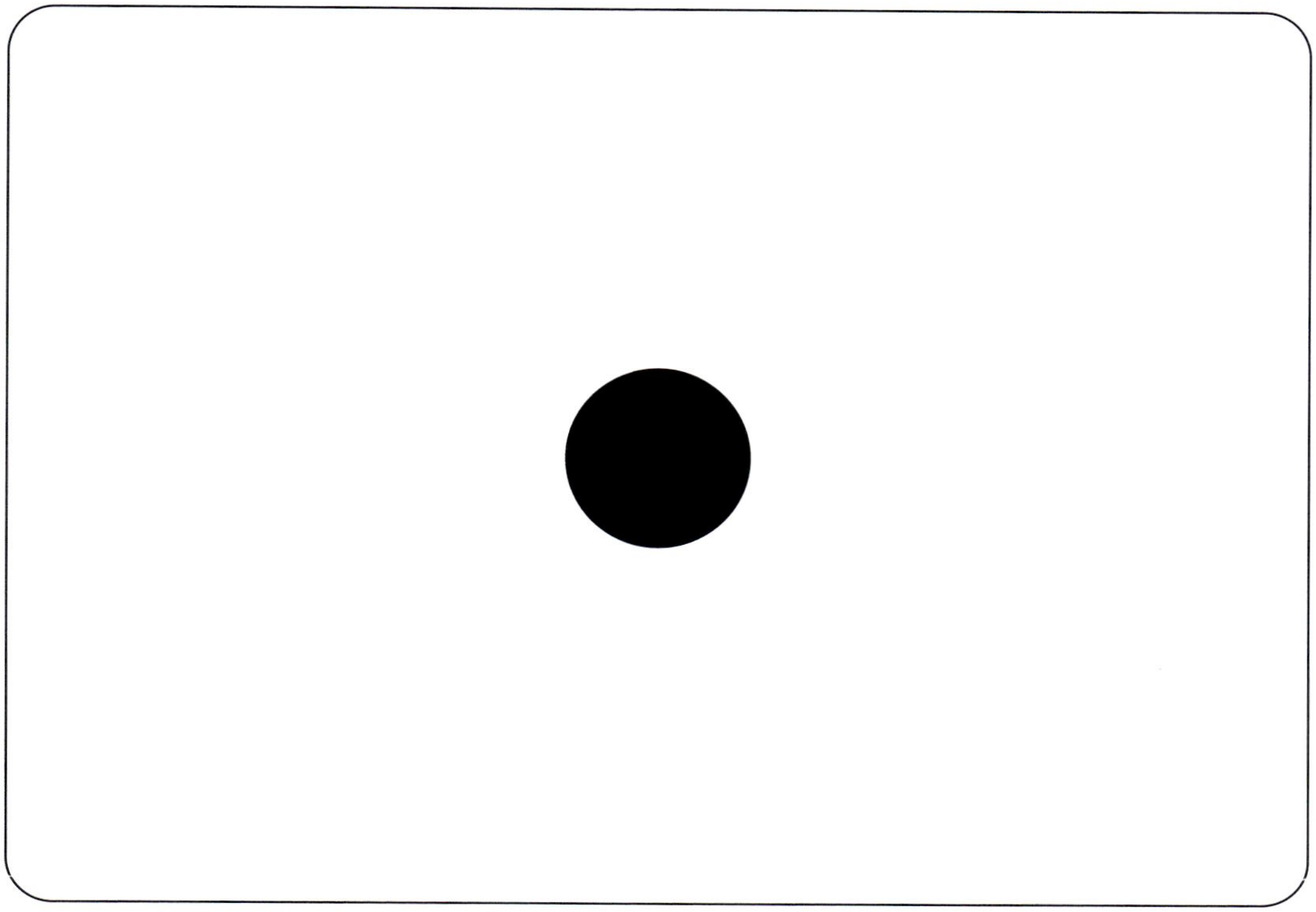

▶「黒丸トレーニング」用カード

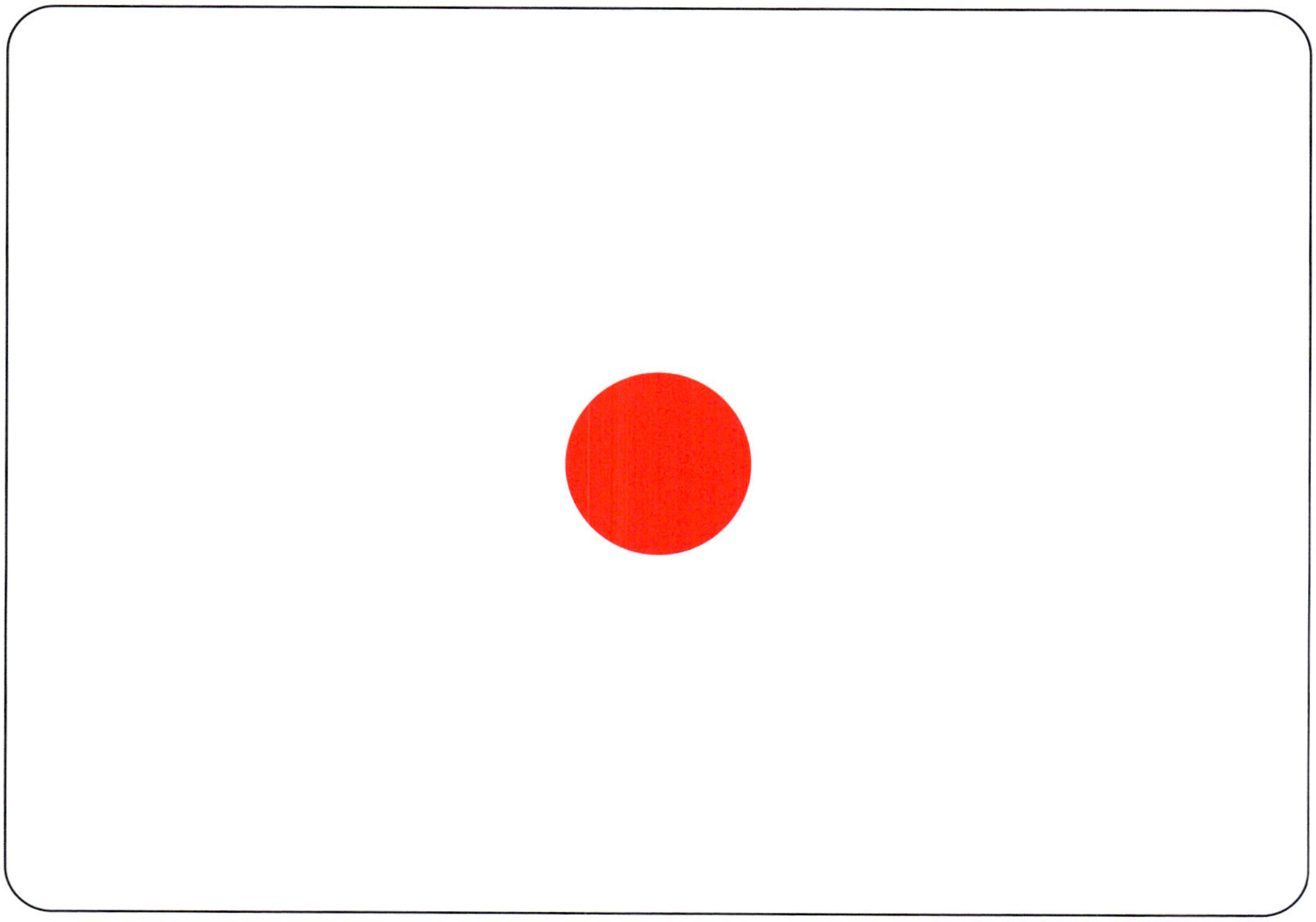

▶「赤丸トレーニング」用カード

視力アップ表

切り取り線

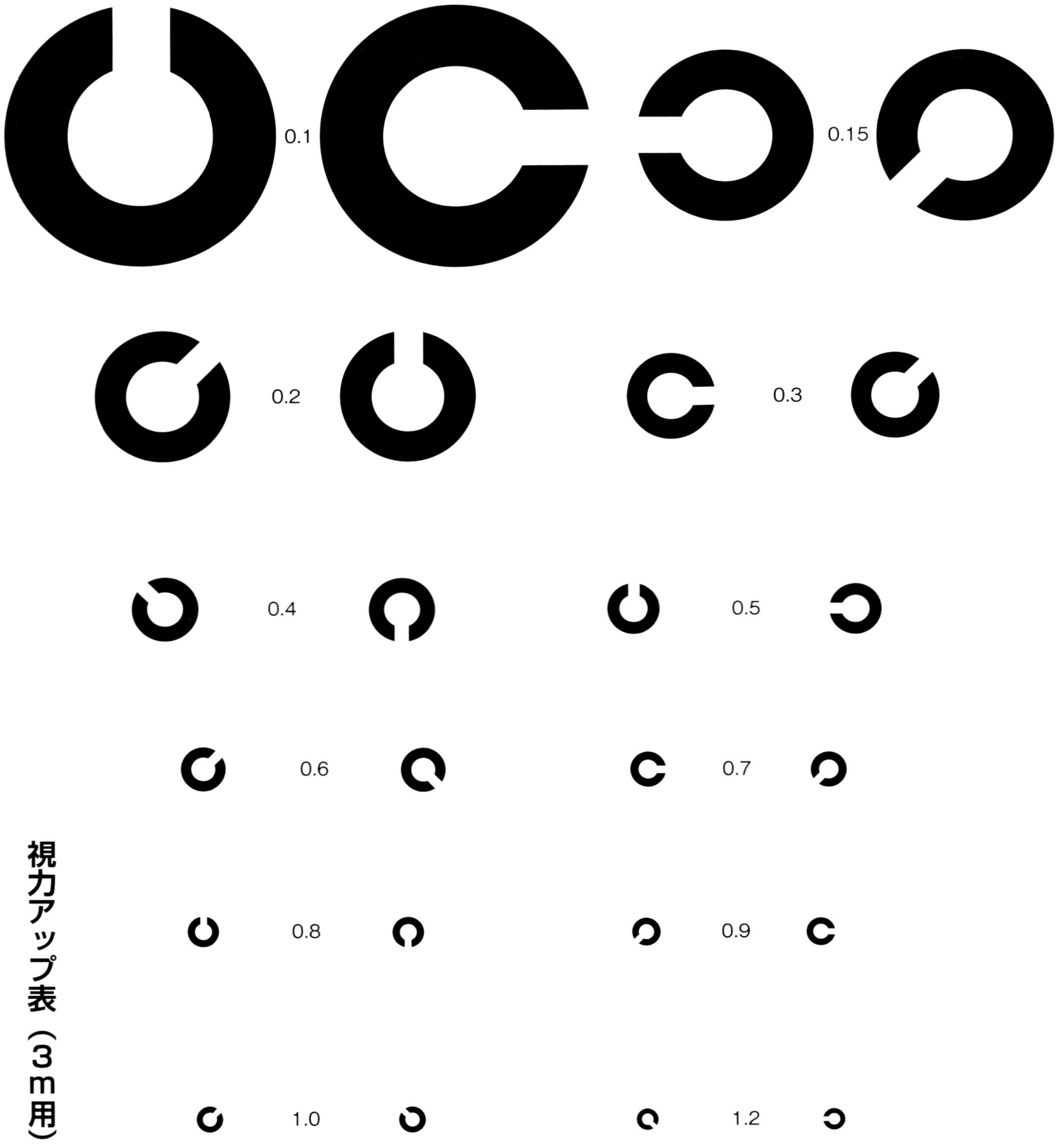